산나물 들나물

한국의 산나물

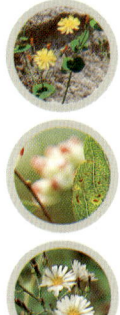

해동약초연구회 편

아이템북스

■ **머리말**

맛과 건강을 한번에

 산나물은 산야에서 나는 나물을 말한다. 우리가 거의 매일 먹는 야채도 처음에는 산야에서 자라던 식물이었다. 그것을 개량하여 먹기 좋게 한 것이 오늘날 밥상에 오르는 채소이다. 산나물은 우리나라 자생 식용식물로, 계절을 따라 전국 산하에서 자란다.

야산에서 시작하여 높은 산으로 올라가면서 헤아릴 수 없는 나물들이 자란다. 이처럼 산나물은 자연 그대로의 오염되지 않은 먹거리를 찾는 시대에 더없이 좋은 먹거리다. 오염된 토양·수질·공기로부터 해방되고 농약이나 인공의 비료를 사용하지 않은 나물이다.

우리 민족은 전 세계적으로는 물론 가까운 중국, 일본과 비교해 보더라도 많은 종류의 산나물을 다양한 조리법으로 먹어 온 민족이다. 봄이 되면 산에 올라 산나물을 뜯어 쌈·무침으로 식탁을 향긋하게 하고, 가을이 되면 저장해 둔 묵나물과 장아찌로 부족한 영양분을 채워 식탁을 건강하게 했다.

산나물을 먹으면 건강을 지키는 것은 물론 음식을 잘못 먹어 생긴 온갖 성인병 예방과 치료까지 가능하다고 한다. 산나물은 산이 높고 수려하며, 비옥한 토양에서 자란 산나물이어야 향과 맛은 물론 氣가 많이 담겨져 있으며, 산나물에는 영양소가 많이 함유되어 있어 건강식품으로 으뜸이라고 한다.

산나물의 성분은 미네랄·칼륨·칼슘·인·철이 골고루 들어 있으며, 섬유질이 많고, 사포닌 또한 우리 몸의 저항력을 길러 줌으로써 성인병 예방은 물론 치료까지 가능하며, 산성화되어 가는 인체를 알칼리성으로 바꾸어 주는 기능을 한다.

자연 그대로의 선물, 우리에게 맛과 건강을 한꺼번에 주는 산나물, 이 오묘한 산나물의 세계를 알아 가는 가장 기초적인 안내서가 되기를 바라는 간절한 마음으로 이 책을 펴낸다.

編著者 識

차례

머리말 | 4
냉이 | 10
씀바귀 | 12
고들빼기 | 14
두릅 | 16
음나무순_개두릅 | 18
고사리 | 20
고비 | 22
달래 | 24
산갓_느쟁이냉이 | 26
곤드레 | 28
참나물 | 30
개망초 | 32
얼레지 | 34
영아자 | 36
누룩치_누릿대 | 38
쑥부쟁이 | 40
쑥 | 42
떡쑥 | 44

도라지 | 46
잔대_딱주 | 48
더덕 | 50
만삼 | 52
삽주 | 54
비름 | 56
쇠비름 | 58
명아주 | 60
번행초 | 62
기름나물 | 64
꿩의다리 | 66
대나물 | 68
돌나물 | 70
등골나물 | 72
메꽃 | 74
며느리배꼽 | 76
며느리밑씻개 | 78
고마리_고만이 | 80
닭개비_닭의장풀 | 82
나비나물 | 84
취 | 86
자운영 | 88

아카시아 | 90
눈개승마_삼나물 | 92
물냉이 | 94
황새냉이 | 96
고추냉이 | 98
별꽃 | 100
박쥐나물 | 102
우산나물 | 104
쇠서나물 | 106
모시대 | 108
질경이 | 110
왜현호색 | 112
제비꽃 | 114
달맞이꽃 | 116
거지덩굴 | 118
참소리쟁이 | 120
수영 | 122
호장근 | 124
뱀밥 | 126
갈퀴덩굴 | 128
개박하 | 130
광대나물 | 132

	종지나물	172	단풍취	214
	민들레	174	개미취	216
	무릇	176	미역취	218
금낭화	134	물레나물	178	수리취_떡취	220
금불초	136	여뀌	180	서덜취	222
기린초	138	봄맞이	182	바위취_범의귀	224
꿀풀	140	밀나물	184	곤달비	226
엉겅퀴	142	산부추	186	머위	228
뻐꾹채	144	산마늘_명이나물	188	멸가치_개머위	230
산비장이	146	박새(독초)	191	갯방풍	232
지칭개	148	여로(독초)	192	갯무	234
뽀리뱅이	150	은방울꽃(독초)	193	수송나물	236
절국대_음행초	152	원추리	194	함초	238
뱀무	154	둥굴레	196	고추나무	240
석잠풀	156	옥잠화	198	구기자	242
솔나물	158	비비추	200	으름	244
송이풀	160	마름	202	피마자_아주까리	246
옹굿나물	162	순채	204	참죽나무	248
윤판나물	164	줄	206	다래순	250
조개나물	166	연(蓮)	208	죽순	252
좁살풀	168	곰취	210	
장구채	170	참취_나물취	212	

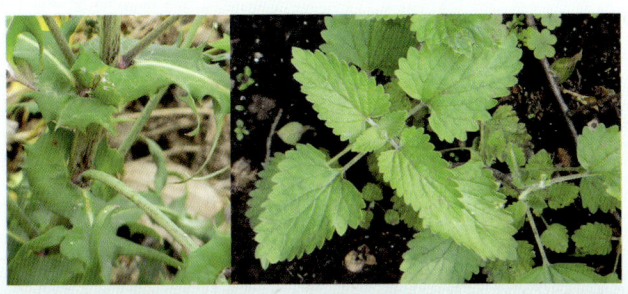

산나물 들나물 _ 한국의 산나물백과

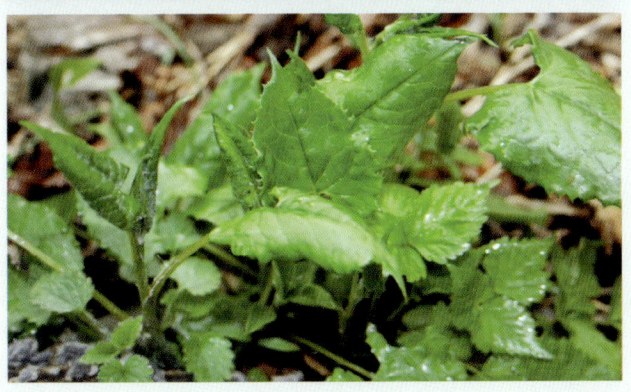

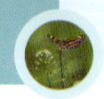

냉이

봄나물 하면 가장 먼저 떠오르는 냉이는 그 향긋하고 독특한 맛 때문에 싫어하는 사람이 없을 정도이다. 특히 살짝 데쳐 된장을 넣고 버무려 먹는 그 맛은 별미 중의 별미다. 냉이국은 뿌리도 함께 넣어야 참다운 맛이 난다. 또한 데쳐서 우려낸 후 잘게 썰어 나물죽을 끓여 먹기도 한다. 냉이에는 단백질과 칼슘, 철분이 풍부하고 비타민 A가 많이 들어 있어 봄철 춘곤증 예방에 그만이다.

- 채취시기 3~5월.
- 채취장소 들판·논·밭두렁.
- 잎모양   뿌리에서 나온 잎이 깃털 모양으로 갈라짐.
- 생태   두해살이풀.   • 분포   전국.

- 이용부위 어린잎·어린 줄기·뿌리.
- 이용방법 데친 후 무침·국·찌개·죽.

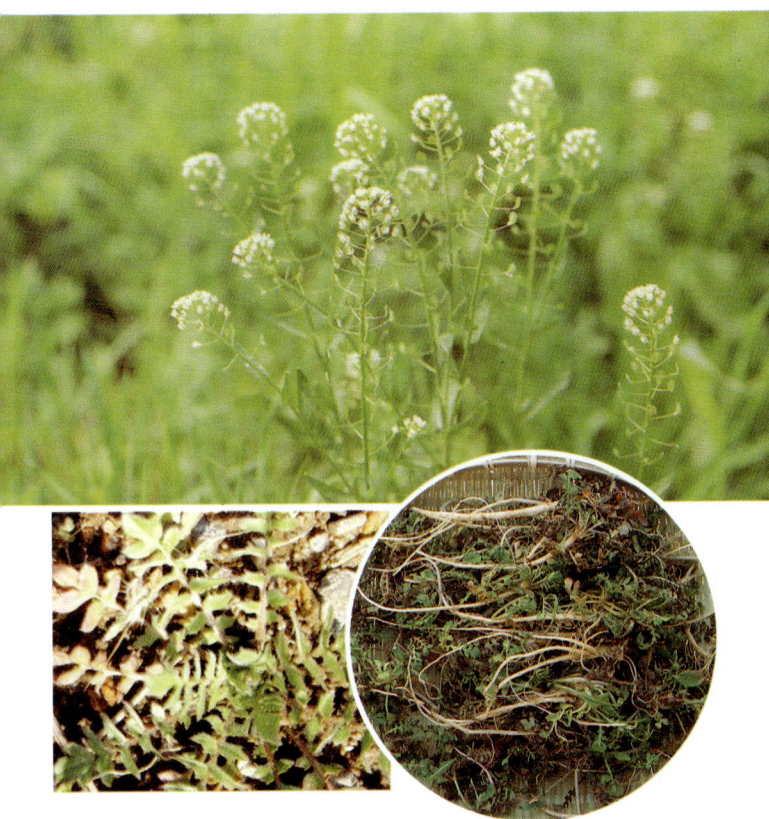

씀바귀

고채(苦菜)라고도 한다. 대표적인 봄나물의 하나이며, 미각을 돋우고 까칠해진 입맛을 되살아나게 하는 쓴맛이 일품이다. 뿌리째 캐어 살짝 데쳐 나물로 무쳐 먹는다. 쓴맛이 부담스러우면 찬물에 오랫동안 우려내어 먹는다.
아무리 좋은 약이라도 쓴맛이라면 지레 인상을 찌푸리기 마련이지만, 씀바귀의 쓴맛은 참 묘하게도 입맛을 더욱 돋게 만드는 매력이 있다.

- **채취시기**   3~4월.
- **채취장소**   산·들판·논두렁 등 어디에서나 흔히 볼 수 있다.
- **잎모양**   긴 타원형의 바소꼴이며 길이 4~9cm.
- **생태**   다년생풀.   • **분포**   전국.

- **이용부위**   어린잎·어린 줄기·뿌리.
- **이용방법**   김치·물김치·데친 후 무침 등.

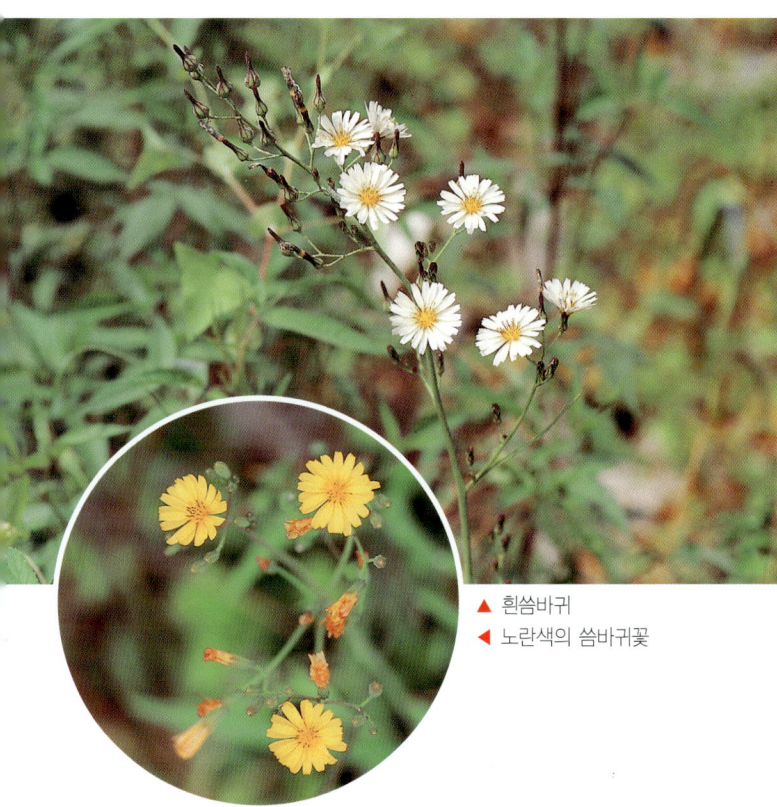

▲ 흰씀바귀
◀ 노란색의 씀바귀꽃

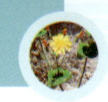

고들빼기

성장 초기에는 전체를 캐서 무침으로 먹고, 성장 후에는 뿌리만 채취해서 김치로 담가 먹는다. 씀바귀와 마찬가지로 맛이 매우 쓰다. 무더운 여름날, 특유의 쓴맛이 입맛을 돋우어 주고 더위를 잊게 해 준다. 대부분의 사람들이 씀바귀와 고들빼기를 혼동하는데, 씀바귀 잎은 가늘고 뾰족하며 고들빼기잎은 씀바귀보다 5배 이상 넓고 둥글다. 또한 뿌리가 하나로 가늘고 긴 고들빼기에 비해 씀바귀의 뿌리는 한두 개 정도로 통통하고 잔뿌리가 많다.

- **채취시기**   3~10월.
- **채취장소**   산·들판·논·밭두렁.
- **잎모양**   긴 타원형, 길이 2.5~5cm, 폭 1.4~1.7cm.
- **생태**   두해살이풀.   **분포**   전국.

- **이용부위** 어린잎·어린 줄기·뿌리.
- **이용방법** 김치·겉절이·데친 후 무침 등.

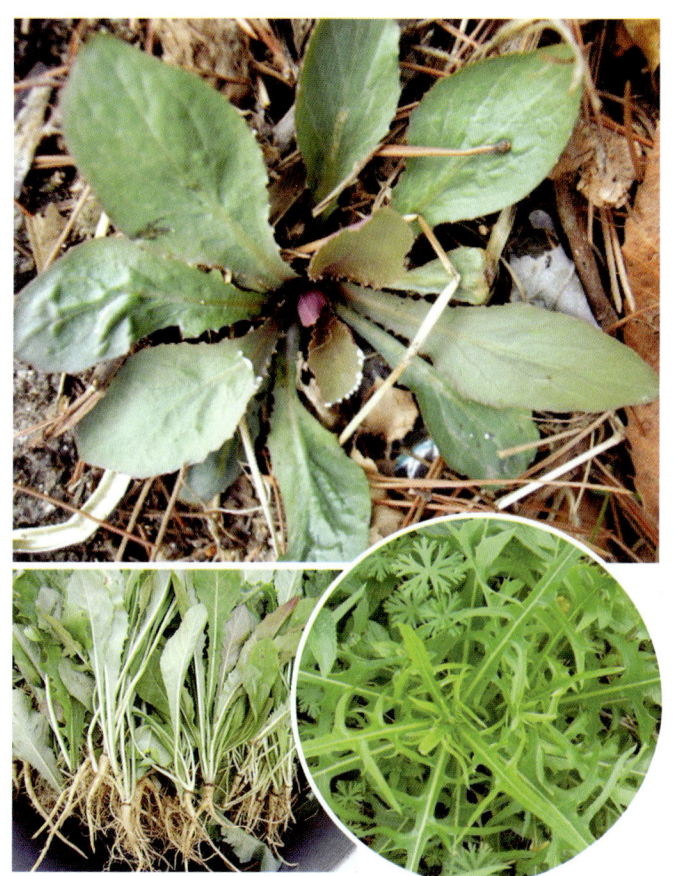

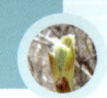

두릅

새싹은 귀한 산나물로 여겨져 재배하기도 한다. 나무줄기에 날카로운 가시가 있다. 통상 두릅은 두릅나무의 어린 순을 말하는데, 순의 길이가 10~15cm 정도 자랐을 때 최상품이다. 살짝 데쳐서 초고추장에 무치거나 찍어 먹으면 잃었던 입맛이 다시 살아난다. 데친 나물을 쇠고기와 함께 꿰어 두릅적을 만들거나 김치·튀김·샐러드로 만들어 먹는다. 오래 보관하기 위해 소금에 절이거나 얼리기도 한다.

- **채취시기**   4~5월.
- **채취장소**   양지바른 산기슭.
- **잎모양**   난형, 가지 끝에 모여 사방으로 난다.
- **생태**   낙엽관목.   • **분포**   전국.

- **이용부위**   어린 순.
- **이용방법**   두릅회·김치·장아찌·무침·튀김 등.

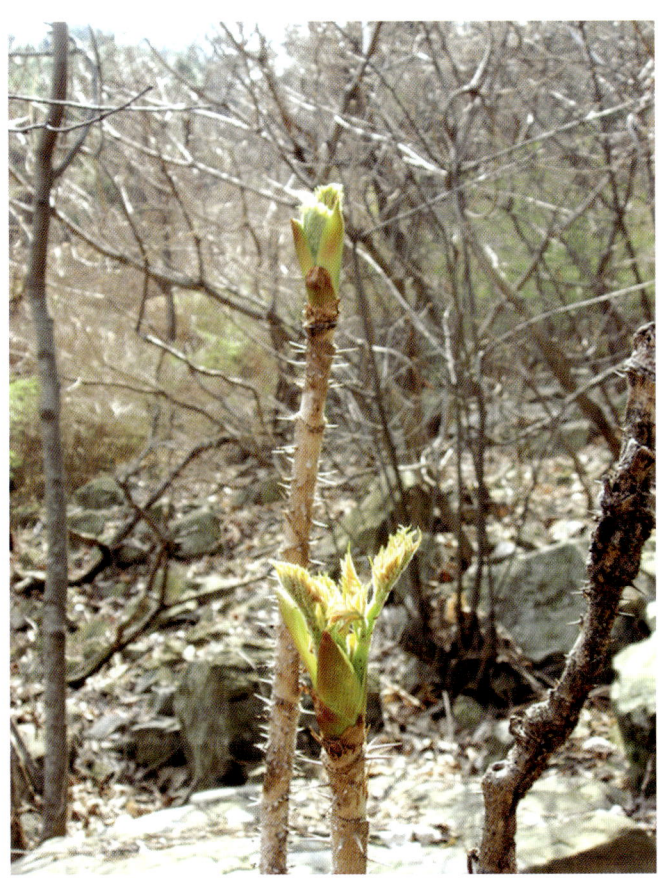

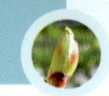

음나무순 _ 개두릅

다 자라면 가시가 워낙 굵어 채취하기가 아주 성가시다. 그래서 어릴 때 채취해서 먹는다. 나무껍질도 백숙으로 이용되기 때문에, 요즘은 순과 나무껍질을 채취하기 위한 도벌로 훼손이 심하게 이루어지기도 한다. 두릅(참두릅)에 비해 쌉쌀한 맛과 향이 더 진하다. 먹는 방법은 두릅과 큰 차이는 없다. 살짝 데쳐서 초고추장에 무치거나 찍어 먹는다. 오래 보관하기 위해 소금에 절이거나 얼리기도 한다.

- 채취시기   4~5월.
- 채취장소   양지바른 산기슭.
- 잎모양   난형 또는 타원형, 길이 10~30cm.
- 생태   낙엽관목.   • 분포   전국.

- 이용부위   어린 순.
- 이용방법   김치 · 튀김 · 데친 후 회 · 무침 등.

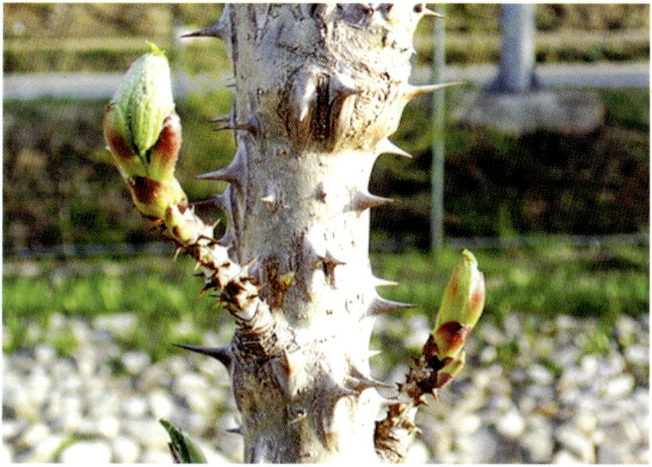

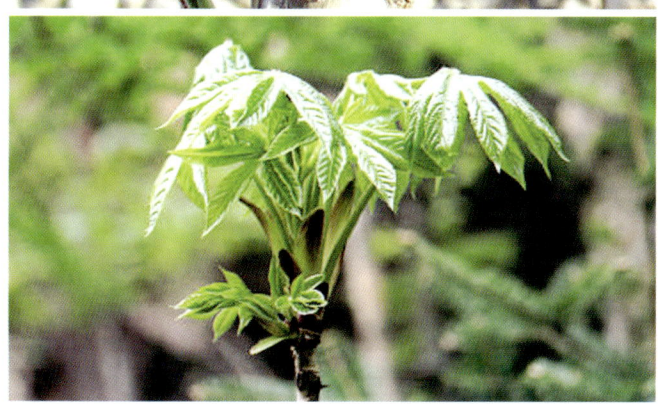

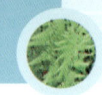

고사리

보통 볕이 잘 드는 산과 들에서 자란다. 잎이 단단하게 말려 있는 20~30Cm의 싹을 뿌리 밑동에서 세게 훑으면 부드러운 부분만 툭 부러진다. 쓴 맛을 없앤 후에 살짝 데쳐서 요리하거나, 삶아서 말린 뒤 먹는다. 비타민 B_1을 분해하는 티아미나아제와 독성물질인 프타킬로사이드가 들어 있지만, 2가지 성분 모두 열에 약하고, 물에 잘 녹기 때문에, 삶아서 오랜 시간 물에 풀어 놓았다가 섭취하는 것이 좋다.

- 채취시기　4~5월.
- 채취장소　산과 들의 양지바른 곳.
- 잎모양　깃털 모양, 길이 20~50cm.
- 생태　다년생풀.　• 분포　전국.

- 이용부위　어린 싹.
- 이용방법　데친 후에 볶음 · 무침 · 조림 · 국 등.

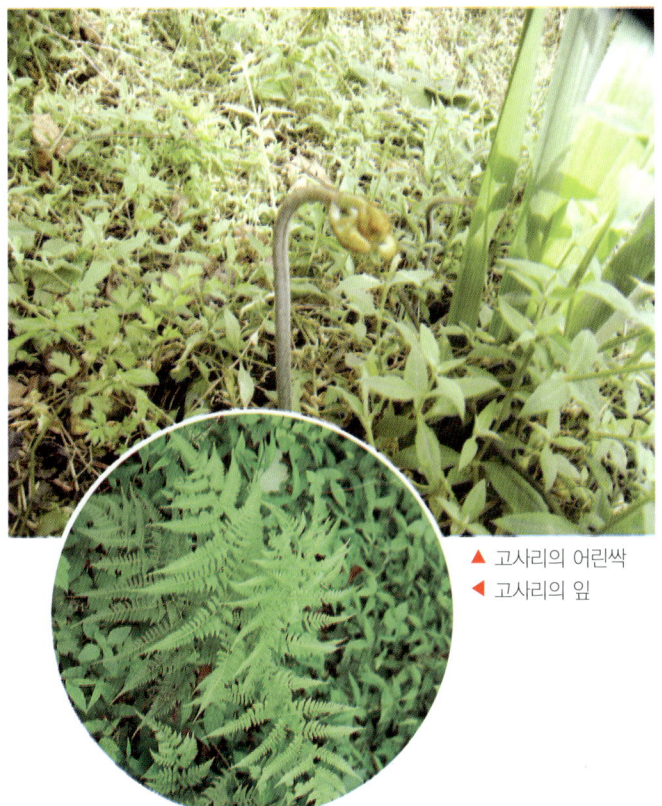

▲ 고사리의 어린싹
◀ 고사리의 잎

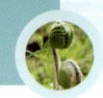

고비

낙엽이 많은 음지, 이끼가 많이 낀 습한 지역에 자생한다. 고비는 고사리보다 줄기가 반들거리고 윤기가 난다. 고비와 고사리의 차이점은, 고비는 영양체와 포자체가 분리되어 있는 반면 고사리는 잎 뒷면에 포자들이 붙어 있다. 고사리보다 쓴맛이 강하다. 고비는 깨끗이 씻어 끓는 물에 데쳐서 한나절 정도 말려 손으로 비벼 다시 바싹 말린 후, 물에 담가 원래의 크기로 돌아오면 요리를 한다.

- 채취시기   4~5월.
- 채취장소   산지의 습한 경사면.
- 잎모양   깃털 모양, 길이 20~50cm.
- 생태   다년생풀.   • 분포   전국.

- 이용부위   어린 싹.
- 이용방법   데친 후에 볶음·무침·조림·국 등.

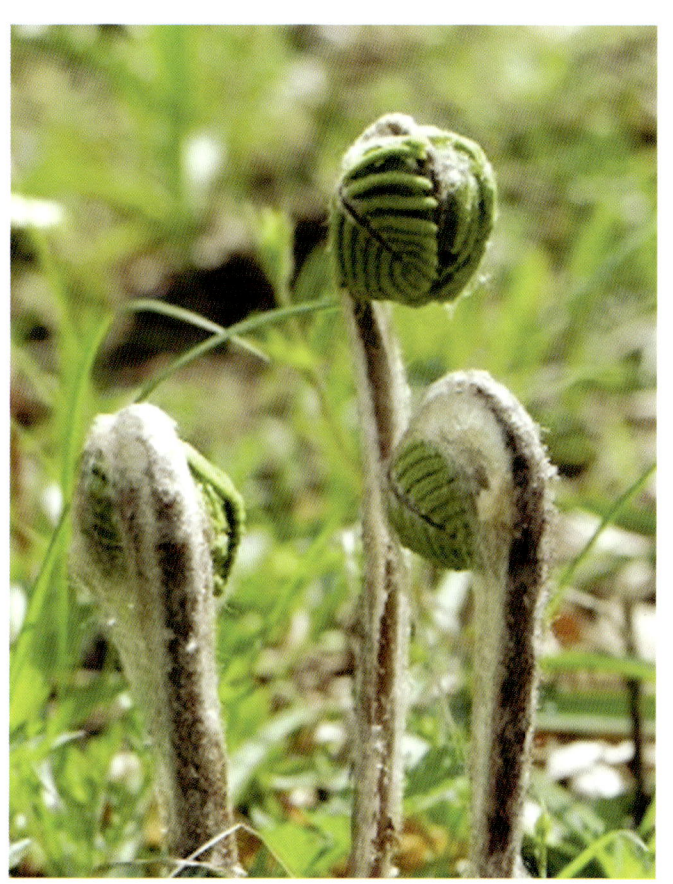

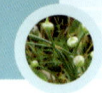

달래

전국 각지에서 볼 수 있으며, 알뿌리는 1년 내내 수확할 수 있으므로 이용하기 쉽다. 냉이와 함께 봄을 알려 주는 대표적인 나물로 톡 쏘는 매운맛이 봄의 미각을 자극한다. 잎은 살짝 데쳐서 된장으로 무쳐 먹는다. 파 같은 매운맛과 부추 같은 순한 맛이 나서 찌개 요리에도 어울린다. 알뿌리는 씻어서 얇게 껍질을 벗겨 생으로 된장을 묻혀 먹으면 좋다. 알뿌리의 톡 쏘는 매운맛은 술안주에 안성맞춤이다.

- 채취시기 알뿌리는 연중, 어린잎은 3~5월
- 채취장소 산지의 습한 경사면.
- 잎모양 선형, 길이 20~30cm.
- 생태 다년생풀. • 분포 전국.

- 이용부위 알뿌리, 어린잎.
- 이용방법 생식 · 생채무침 · 찌개 등.

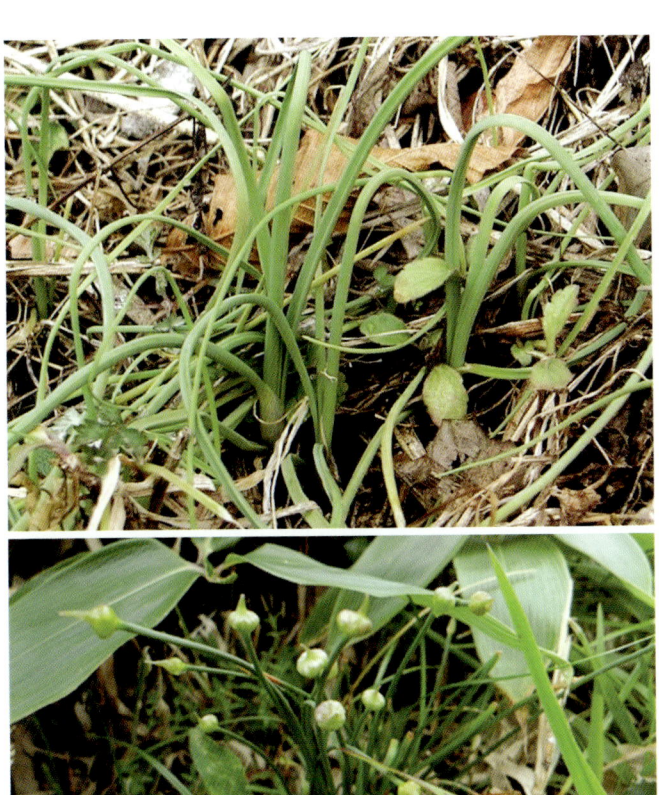

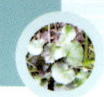

산갓 _ 는쟁이냉이

산갓은 눈 속을 헤치고 아주 이른 봄에 싹이 올라오는데, 깊은 산 속, 그늘진 냇가에서 자란다. 뿌리에서 나온 잎은 뭉쳐 나고 잎자루가 있다. 꽃은 5월에 흰색으로 피어나는데, 꽃이 올라오기 시작하면 잎과 줄기가 억세어져서 먹을 수 없다. 어린잎과 줄기로 물김치를 담가 먹는데, 겨자와 비슷하게 톡 쏘는 매운맛이 있어 처음 접하는 사람들은 먹기가 힘들다. 하지만 상큼하고 개운한 맛이 있다. 숙취 해소에 아주 좋다.

- 채취시기   3~4월
- 채취장소   깊은 산 속, 그늘진 냇가.
- 잎모양   원형 또는 난상 원형, 길이 2~8cm.
- 생태   다년생풀.   • 분포   전국.

- 이용부위   어린 싹과 줄기.
- 이용방법   주로 물김치로 먹는다.

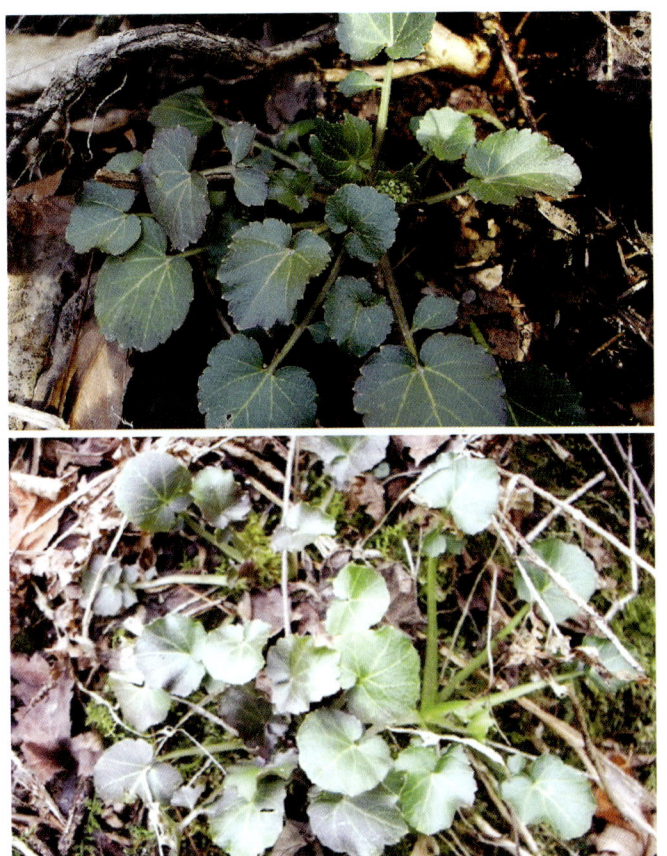

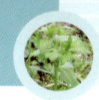

곤드레

곤드레는 옛적, 보릿고개 때 배고픔을 잊게 하는 요긴한 산나물이었다. 어린잎과 줄기를 밥에 섞으면 양이 부풀려지는 효과가 있는데, 이를 '곤드레밥'이라 불렀다. 하지만 요즘은 채식을 좋아하는 사람들의 웰빙식품으로 각광받고 있다. 곤드레를 쌀과 섞어서 밥을 지어 양념장과 곁들여 비벼 먹으면 그 맛이 일품이다. 털이 많고 억센 취나물에 비해서 곤드레는 연하고 부드러워 먹을 때 씹히는 맛이 야들야들하고, 삼킬 때도 매끄럽다.

- 채취시기   5~6월
- 채취장소   들에서 산기슭까지.
- 잎모양   난형 또는 타원형의 피침형,
            길이 15~35cm.
- 생태   다년생풀.   • 분포   전국.

- 이용부위   어린 싹과 줄기.
- 이용방법   나물밥·생채무침 등.

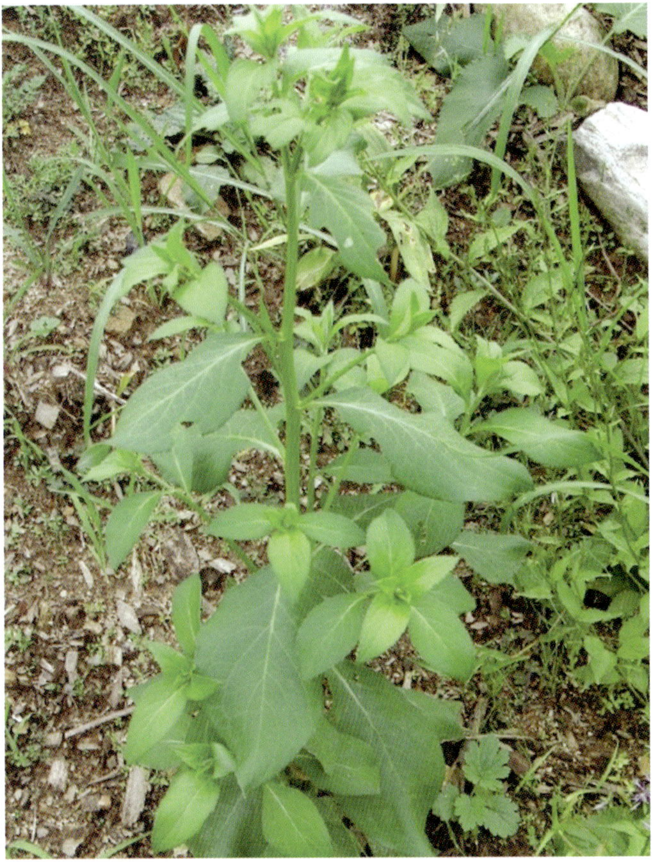

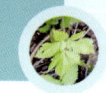

참나물

참나물은 생으로 이용하는 산나물 중에 가장 맛있다고 한다. 보통 참나물이라고 하여 연중 유통되는 것은 일본에서 종자를 들여온 파드득나물(삼엽채)이다. 파드득나물은 약간 쌉싸름한 맛이 있는 반면에 참나물은 은은하고 향긋한 맛이 뛰어나다. 채소 중 베타카로틴이 풍부한 참나물은 특유의 향을 가지고 있는 산채나물로 대표적인 알칼리성 식품이다. 잎이 부드럽고 소화가 잘되며 섬유질이 많아 변비에도 좋다.

- **채취시기**   4~5월
- **채취장소**   들에서 산기슭까지.
- **잎모양**   난형, 잎은 3개씩 달리는 3출엽.
- **생태**   다년생풀.   • **분포**   전국.

- **이용부위** 어린 싹과 줄기.
- **이용방법** 쌈·겉절이·전·등.

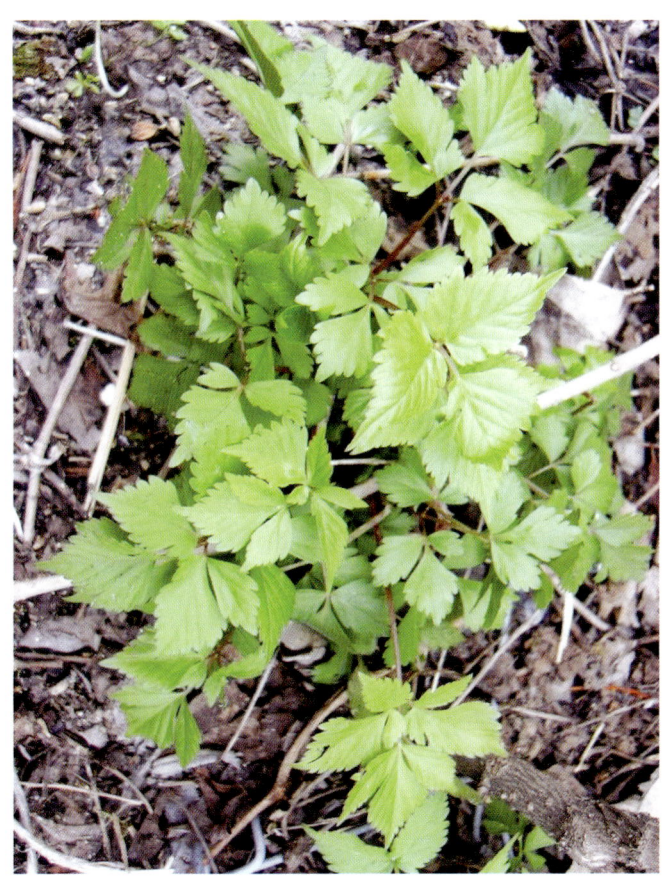

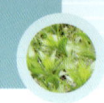

개망초

봄에 뿌리에서 돋은 어린잎과 꽃이 피기 전 부드러운 줄기 끝 부분을 잎과 함께 꺾어 따서 데친 후 바로 무쳐 먹거나 말렸다가 묵나물로 먹는다. 국화과에 속하는 망초는 어디서나 흔히 볼 수 있어 토종식물인 것 같지만, 북아메리카 원산지의 귀화식물이다. 망초류는 '망초'와 '개망초'가 있는데, 나물로 먹는 것은 이름에 어울리지 않게 '개망초'이다. 뿌리에는 독성이 있어서 먹지 않는다.

- 채취시기   3~5월
- 채취장소   산·들·길가의 거친 땅.
- 잎모양   난형 또는 난상의 피침형, 길이 4~15cm.
- 생태   1~2년생풀.   • 분포   전국.

- 이용부위   어린잎과 줄기.
- 이용방법   데친 후 무침·묵나물 등.

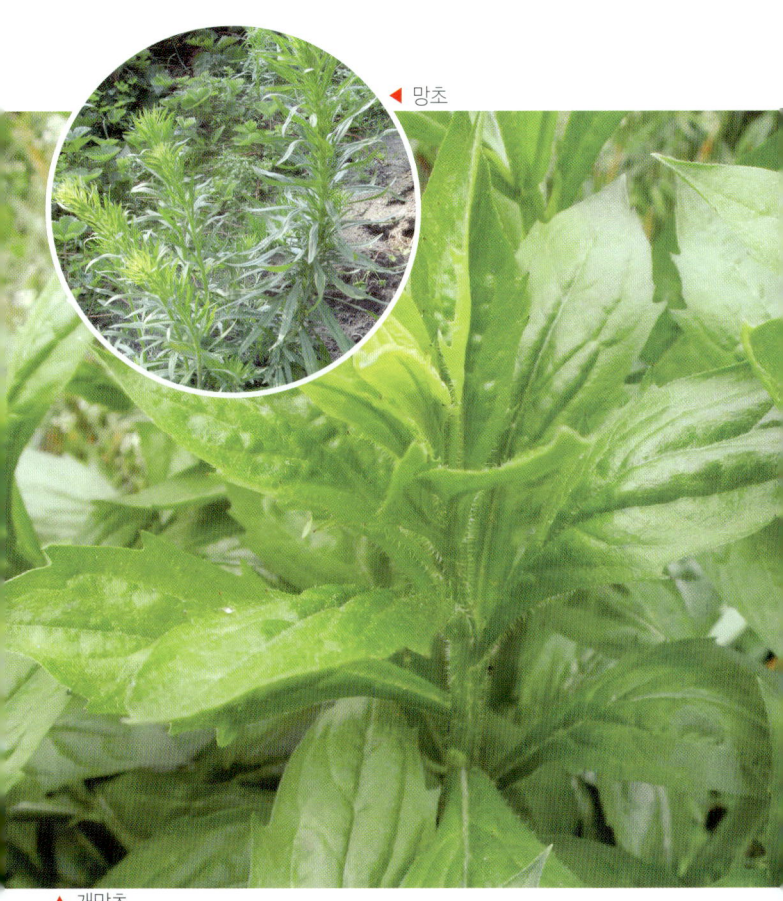

◀ 망초

▲ 개망초

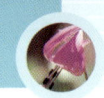

얼레지

깊은 산에 자생하는 다년생초로, 맛이 뛰어날 뿐만 아니라 꽃이 매우 아름답다. 땅 속의 길쭉한 뿌리줄기에서 긴 타원형 모양의 잎이 2장 나온다. 잎 사이에서 꽃대가 올라와 그 끝에 꽃이 피며, 대개 붉은 보라색이다. 씨에서 자라 꽃이 필 때까지 7~8년이나 걸린다고 한다. 꽃·꽃봉오리·어린잎·비늘줄기 등 풀 전체를 데쳐서 나물로 무쳐 먹거나 국을 끓여 먹는다.

- 채취시기   3~4월
- 채취장소   높은 산악 지대.
- 잎모양   난형 또는 긴 타원형, 길이 6~12cm.
- 생태   다년생풀.   • 분포   전국.

- 이용부위   전체.
- 이용방법   데쳐서 물로 우려낸 후 무침·국거리.

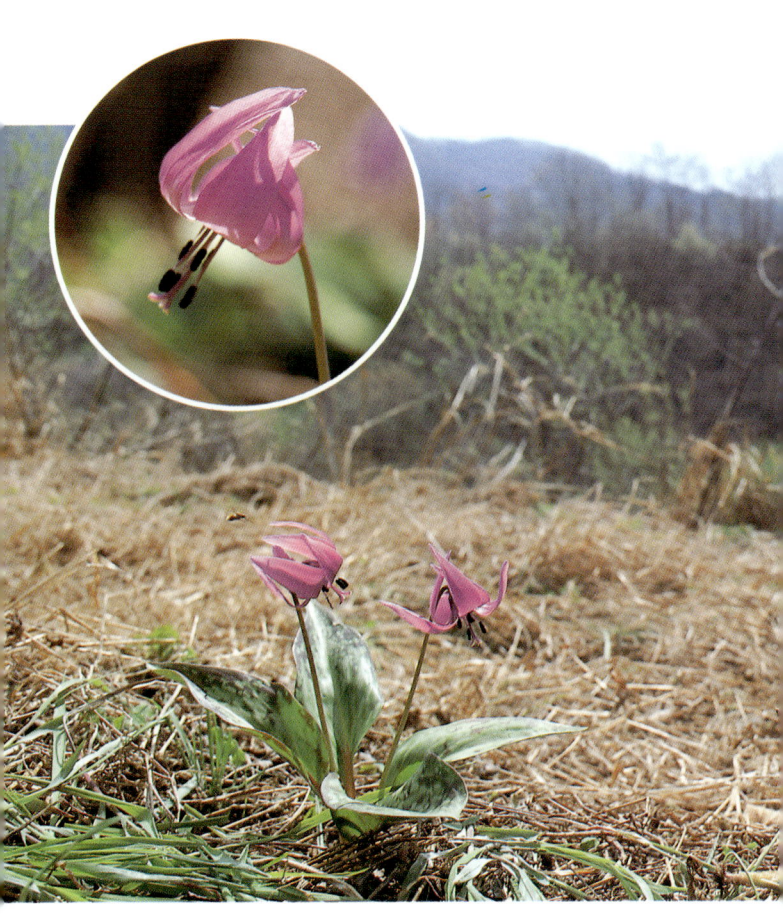

영아자

활엽수의 낙엽이 쌓여 있는 숲의 지상에서 잘 자란다. 낙엽이 하나도 없는 곳에는 전혀 자생하지 않는다. 줄기를 자르면 흰 진액이 나온다. 쌈을 주로 싸먹는데, 장을 발라 쌈을 싸서 먹으면 고소한 맛이 난다. 상추보다도 더 좋은 쌈채로 옛날부터 이용했다. 삶지 말고 생채로 겉절이를 하거나, 고추장에 무쳐 먹어도 맛있다.

- 채취시기   5~6월
- 채취장소   산골짜기 낮은 지대.
- 잎모양   난형, 길이 5~12cm.
- 생태   다년생풀.   • 분포   전국.

- 이용부위   전체.
- 이용방법   쌈·무침 등.

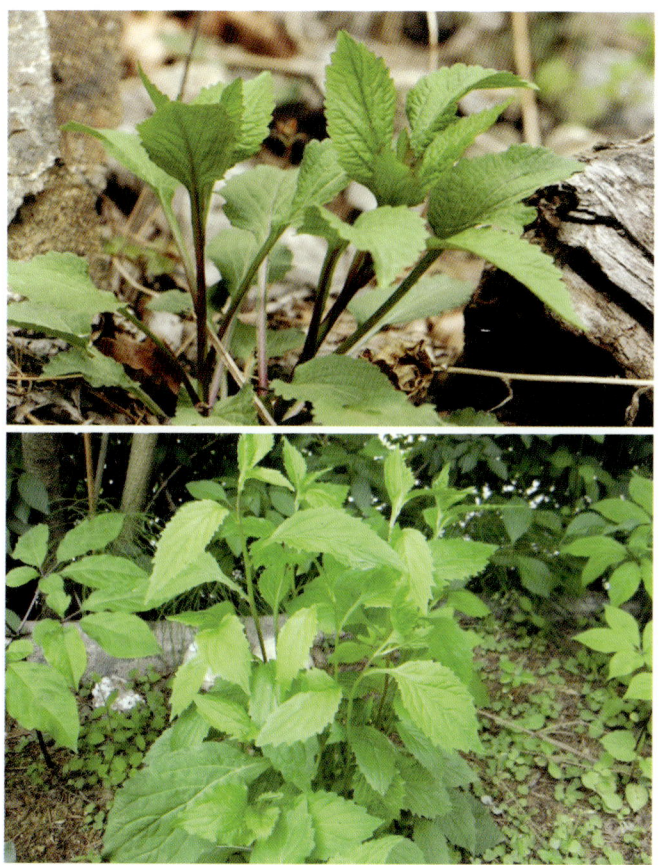

누룩치 _ 누릿대

고산 지대, 험악한 지형에서 군락을 이루지 않고, 한두 개씩 자란다. 누룩치에서 나는 특유의 노린내(일명 빈대냄새) 때문에 누릿대라고도 불린다. 누룩치는 역한 냄새가 나지만 반면에 식욕을 돋우고, 소화가 잘 되게 하는 특성이 있다. 잎과 줄기를 생으로 고추장이나 된장에 찍어 먹거나, 무쳐 먹는다. 향을 중화시키기 위해 장아찌로 만들어 먹기도 하고, 고추장을 푼 밀가루 반죽에 누룩치를 썰어 넣어 전으로 부쳐 먹기도 한다.

- 채취시기   4~5월
- 채취장소   깊은 산의 양지바른 땅.
- 잎모양   난상 삼각형, 3출엽, 길이 20~40cm.
- 생태   다년생풀.   • 분포   전국.

- 이용부위   잎, 줄기.
- 이용방법   생채 · 생채무침 · 장아찌 · 전 등

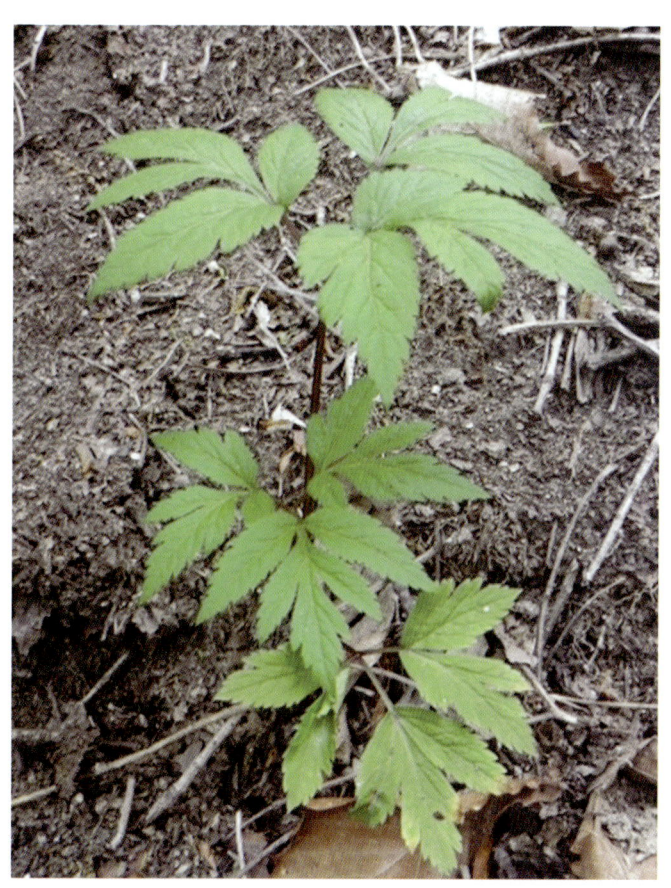

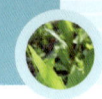

쑥부쟁이

보통 논두렁이나 도로변 등에서 무리지어 자라기 때문에 손쉽게 채취할 수 있다. 비타민 A, C가 풍부하고, 식이섬유소 등이 다량 함유되어 있는 영양가 높은 산나물이다. 10cm 이하의 어린 싹을 뿌리 밑동에서부터 딴다. 오래 놔두면 쓴맛이 나게 되므로, 따고 나면 바로 요리를 해서 먹는 것이 좋은데, 국화과 특유의 향을 즐길 수 있다. 유사 품종이 많은데 쑥부쟁이는 줄기에 붉은빛이 도는 것이 특징이다.

- 채취시기 3~5월
- 채취장소 산과 들의 습기가 약간 있는 땅.
- 잎모양 긴 타원형, 길이 8~10cm.
- 생태 다년생풀.   • 분포 전국.

- 이용부위 어린 싹.
- 이용방법 나물밥 · 생채무침 · 튀김 등.

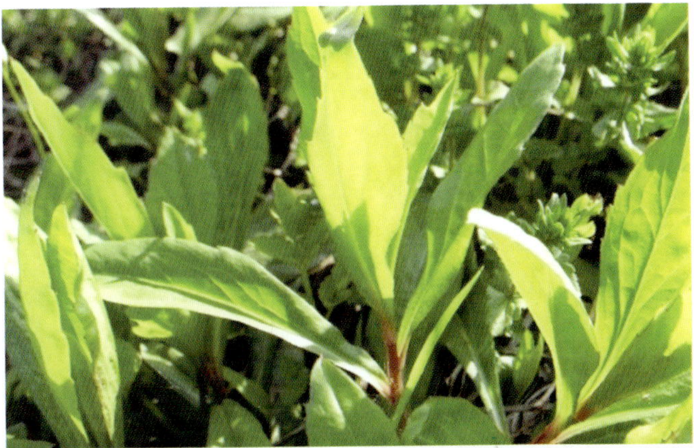

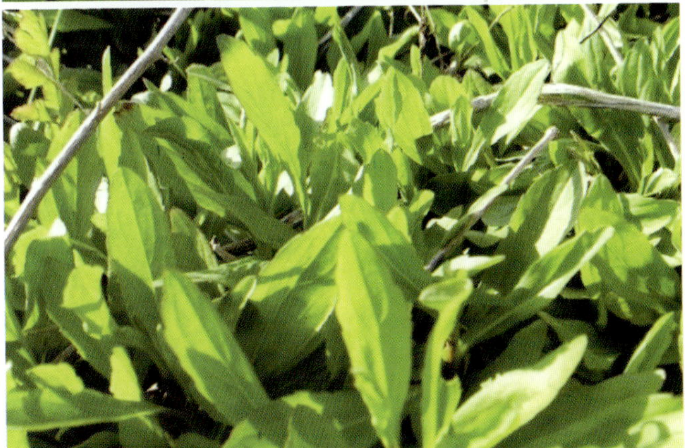

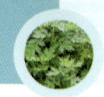

쑥

미네랄이 풍부한 알칼리성 식품인 쑥은 몸을 따뜻하게 해주기 때문에 부인병에 아주 좋다. 주변에서 흔히 볼 수 있으며, 이른 봄에 볕이 잘 드는 양지에서 자라난다. 이른 봄철 응달에서 자란, 어리고 부드러운 잎이 향과 맛이 뛰어나다. 쑥떡에는 하얀 선모로 덮인 이른 봄의 어린 싹을, 튀김에는 늦봄의 줄기 끝을 이용한다. 무침은 데친 후 잘게 썰어서 이용한다. 하지만 섬유소가 강하고 딱딱해서 나물무침에는 썩 어울리지는 않는다.

- 채취시기   3~5월
- 채취장소   들판 · 논 · 밭둑.
- 잎모양   타원형의 피침형, 길이 6~12cm.
- 생태   다년생물.   • 분포   전국.

- 이용부위   어린 싹, 꽃이 피기 전 줄기 끝 부분.
- 이용방법   나물떡 · 찌개 · 튀김 · 차 등.

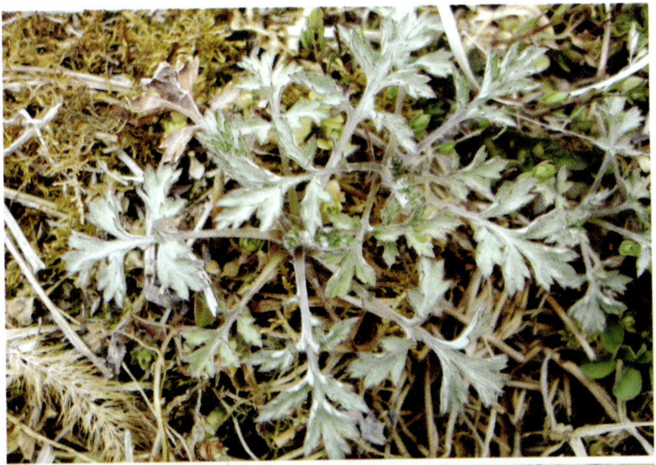

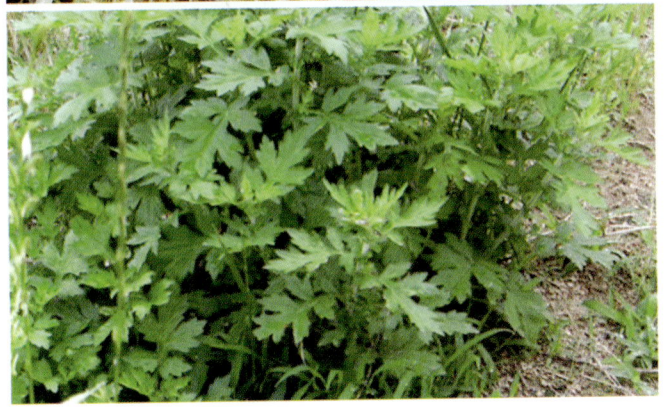

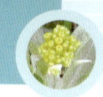

떡쑥

마을 어디에나 있는 잡초처럼 친근한 풀이다. 어린 싹일 때, 잎에 선모가 빽빽이 나 있으며 하야스름하게 보이므로 금방 알 수 있다. 예전에는 쑥보다 떡쑥의 어린잎을 쑥떡의 재료로 더 애용했다고 한다. 봄에 어린잎을 나물로 먹거나 말려서 차로 마시기도 한다. 한방에서는 풀 전체를 서국초라고 하여 해수·가래·천식·기관지염·지혈 등에 처방하며 혈압을 낮추는 데에도 효과가 있다.

- 채취시기　3~4월
- 채취장소　들판·논·밭둑.
- 잎모양　　주걱형, 길이 2~6cm.
- 생태　　　2년생풀.　　· 분포　　전국.

- 이용부위　어린잎.
- 이용방법　나물떡·죽·차 등.

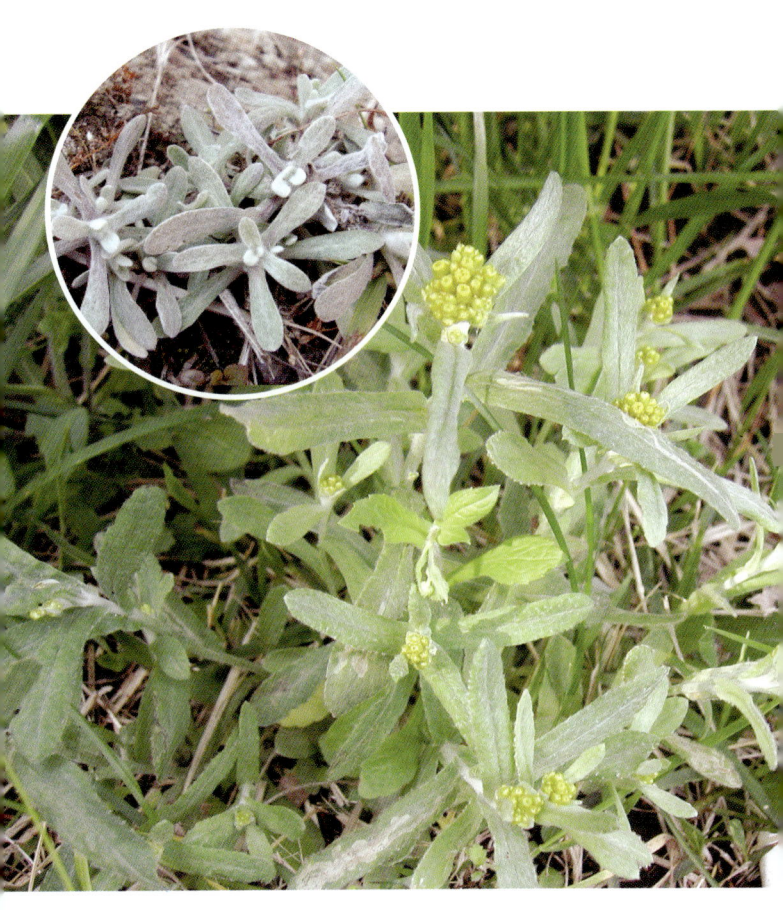

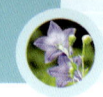

도라지

언덕이나 들판의 양지쪽 풀밭에서 자란다. 도라지타령이나 제사상에 도라지나물을 올리는 풍습 등을 보아도 알 수 있듯이, 도라지는 우리의 삶과 밀접한 관련이 있는 식물이다. 뿌리의 껍질을 벗긴 뒤 물에 깨끗이 헹구어 낸 후 요리한다. 보통은 볶음, 무침 등으로 먹지만, 고기와 함께 산적으로 하기도 하며, 고추장에 박아 장아찌를 만들기도 한다. 도라지의 사포닌 성분은 가래를 삭이고, 혈당 강하 작용을 하며, 콜레스테롤을 낮춘다.

- 채취시기　　연중, 제철은 7~8월.
- 채취장소　　산과 들의 양지바른 풀밭.
- 잎모양　　　난형 또는 피침형, 길이 4~7cm.
- 생태　　　　다년생풀.　　• 분포　　전국.

- 이용부위　　뿌리.
- 이용방법　　볶음 · 생채무침 · 산적 · 장아찌 등.

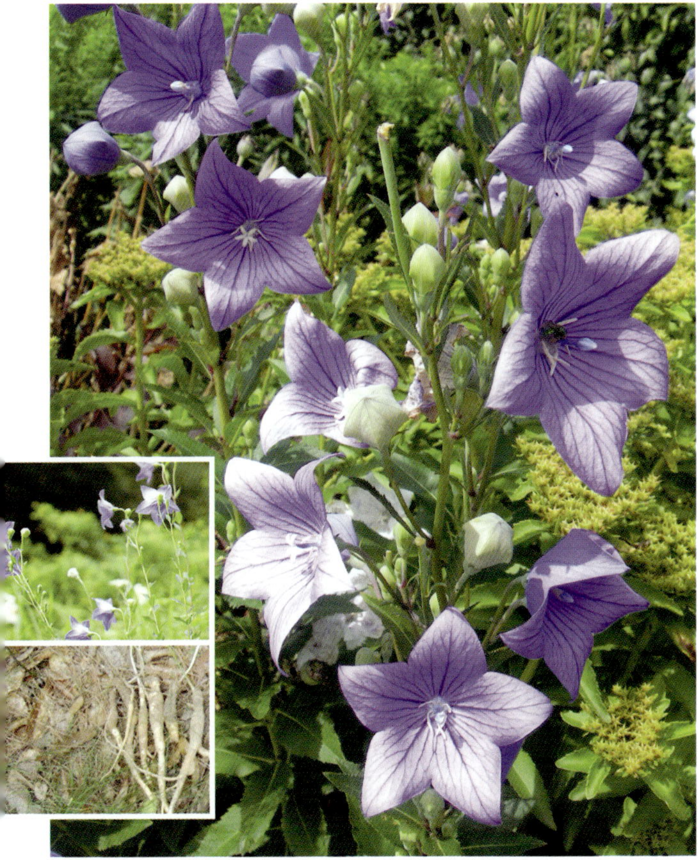

잔대 _ 딱주

도라지와는 달리 그냥 생으로 씹어 먹어도 입 안에서 아리지 않고, 맛이 달기 때문에 옛날 배고픈 시절 배고픈 시절에 구황식물로 많이 먹었다. 봄에 나오는 어린싹은 나물로 무치거나 볶아 먹으면 담백한 맛이 일품이다. 뿌리는 껍질을 벗겨 소금에 비벼 씻은 후 생채무침을 하거나, 더덕처럼 양념을 발라 구워 먹으면 좋다. 잔대의 뿌리는 인삼과 약효와 비슷하여 한방에서 거담·진해·건위·강장제로 쓰고 도라지 뿌리처럼 기관지염에 효과가 있다

- 채취시기   3~4월(어린싹), 연중(뿌리).
- 채취장소   산과 들의 양지바른 땅.
- 잎모양   선형, 길이 10~12cm. 3~5개가 돌려난다.
- 생태   다년생풀.   • 분포   전국.

- 이용부위 어린싹, 뿌리.
- 이용방법 볶음·생채무침·구이 등.

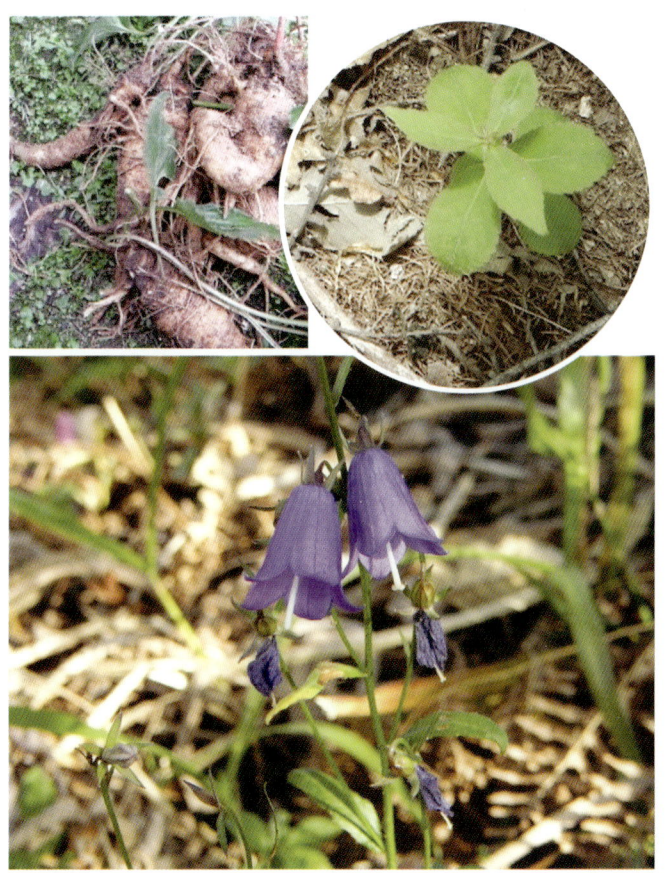

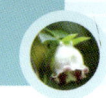

더덕

더덕은 '산삼의 사촌'이라고도 한다. 습기가 있는 숲이나 계곡에서 자란다. 향과 맛으로 입맛을 회복시켜 주고, 식이섬유소와 무기질이 풍부하여 건강에 이롭다. 줄기는 길이 2m 정도의 덩굴이다. 꽃에는 보라색 무늬가 들어 있어 예쁘다. 덩굴을 꺾으면 하얀 유액이 나오며, 특유의 더덕 향이 난다. 더덕의 진액에서 나는 쓴맛은 사포닌이라는 물질에서 나는 것인데, 사포닌은 인삼의 성분으로 혈액 순환과 정력 증강의 효과를 갖는 것으로 유명하다.

- 채취시기   5~6월(어린잎), 연중(뿌리).
- 채취장소   습기가 있는 숲이나 계곡.
- 잎모양   긴 타원형, 길이 3-10cm. 4장이 모여 달림.
- 생태   다년생풀.   • 분포   전국.

- 이용부위   어린잎, 어린 줄기, 뿌리.
- 이용방법   쌈·무침(어린잎, 덩굴 끝)·구이·전(뿌리) 등.

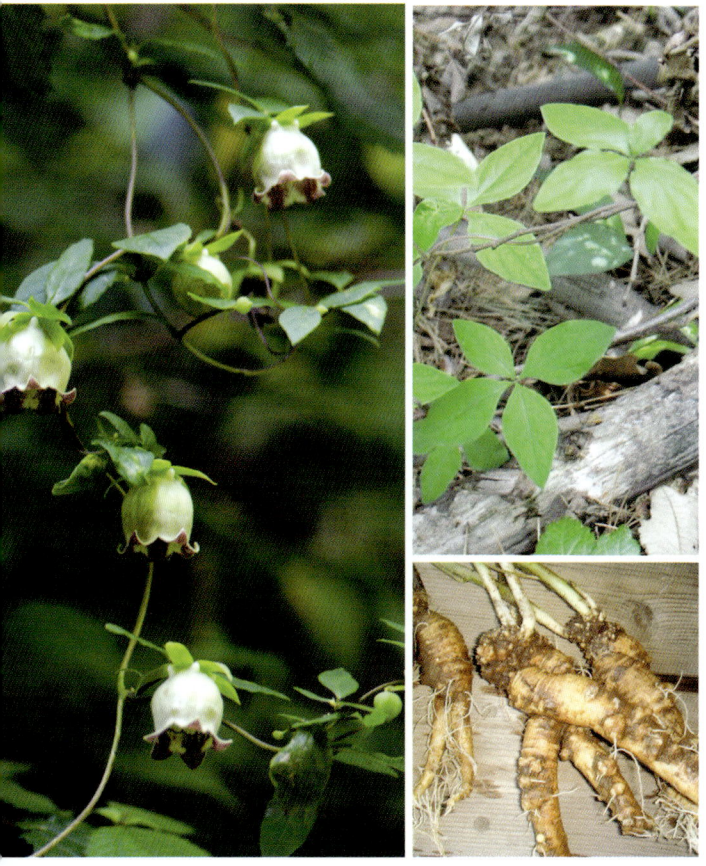

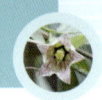

만삼

높은 산 양지바른 산등성이나 골짜기에서 자란다. 덩굴 줄기는 다른 물체에 감아 오른다. 전체에 털이 있고, 자르면 유액이 나온다. 만삼은 더덕을 닮았다. 줄기와 뿌리에서 나는 냄새도 더덕과 같다. 하지만 잎 모양은 더덕을 닮았으나 더 작고, 줄기가 더 무성하며, 뿌리는 더덕보다 더 길다. 덩굴 끝부분의 어린잎과 줄기는 식용하고, 덩이뿌리는 식용·약용한다.

- 채취시기   4~6월(어린잎), 연중(뿌리).
- 채취장소   깊은 산 속.
- 잎모양   난상 타원형, 길이 1~5cm.
- 생태   다년생풀.   • 분포   전국.

- 이용부위 어린잎, 뿌리.
- 이용방법 데친 후 무침(어린잎)·구이·
  장아찌(뿌리) 등.

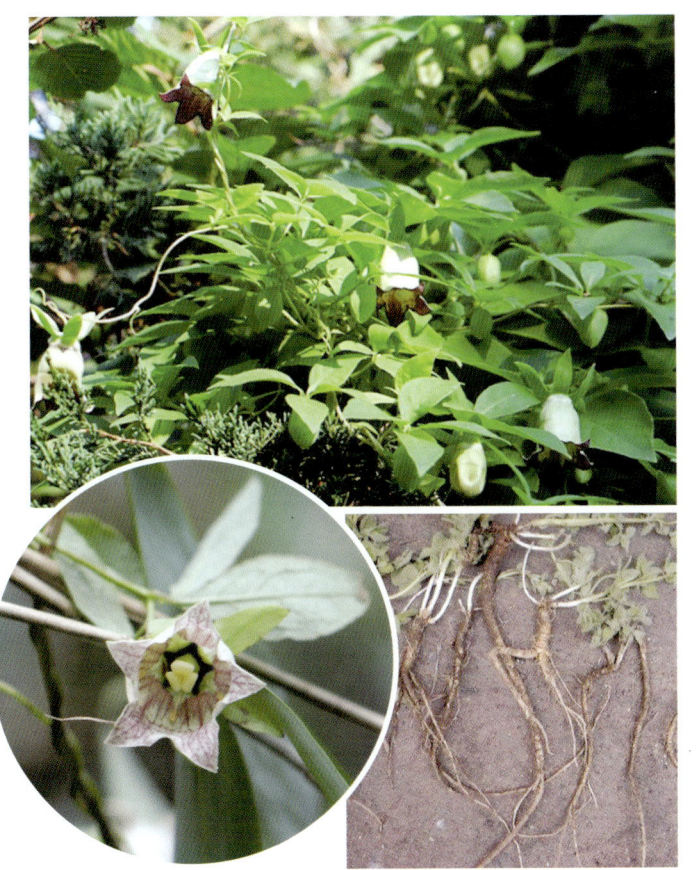

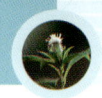

삽주

삽주는 약재로 쓰이는 뿌리(백출, 창출)가 더 유명하지만, 예부터 '산의 일미는 삽주'라 할 정도로 즐겨 먹었던 산나물이다. 이른 봄, 꽃을 감싸듯 물고기의 뼈처럼 생긴 꽃대가 올라온다. 특별한 특징은 없지만, 쓴맛이나 냄새가 없어서 먹기 쉽다. 부드러운 어린 싹의 잎을 딴다. 어린 싹 주위에 작년에 피었던 꽃의 마른 꽃대가 남아 있으므로, 그것을 보고 채취하면 좋다. 초원이나 햇볕이 잘 드는 수풀 등지에 군생한다.

- 채취시기   4~6월.
- 채취장소   산 속의 초지.
- 잎모양   3갈래 잎의 가장자리에 잔가시가 있다.
- 생태   다년생풀.   • 분포   전국.

- 이용부위   어린싹.
- 이용방법   데친 후 무침.

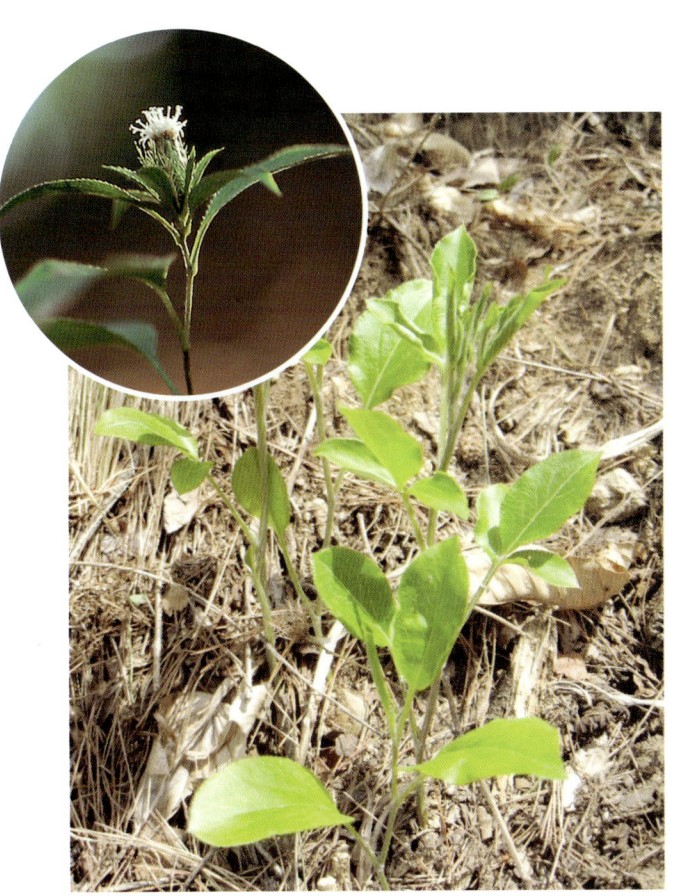

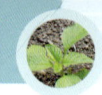

비름

현채·비듬나물·개비름이라고도 한다. 인도가 원산지로 다 자라면 키가 높이 1m 정도이고, 굵은 가지가 뻗는다. 밭이나 정원에 깊숙이 들어가 왕성하게 자라나는 성가신 잡초지만, 쓴맛이나 냄새가 없어 의외로 맛있는 산나물이다. 부드러운 잎이나 어린 줄기의 끝을 채취해서 주로 데친 후, 무쳐 먹는다. 칼슘과 비타민이 풍부하므로 다이어트를 할 때 미량영양소 섭취에 도움을 준다.

- 채취시기 6~10월.
- 채취장소 논·밭두렁·풀밭 등.
- 잎모양 긴 달걀 모양, 길이 4~12cm.
- 생태 1년생풀. • 분포 전국.

- 이용부위 어린잎.
- 이용방법 무침 등.

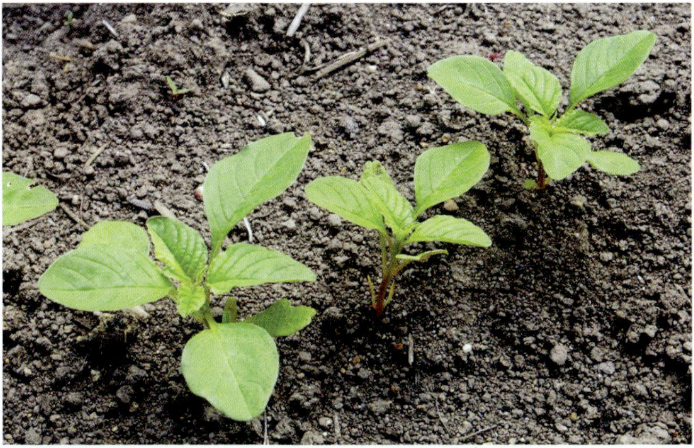

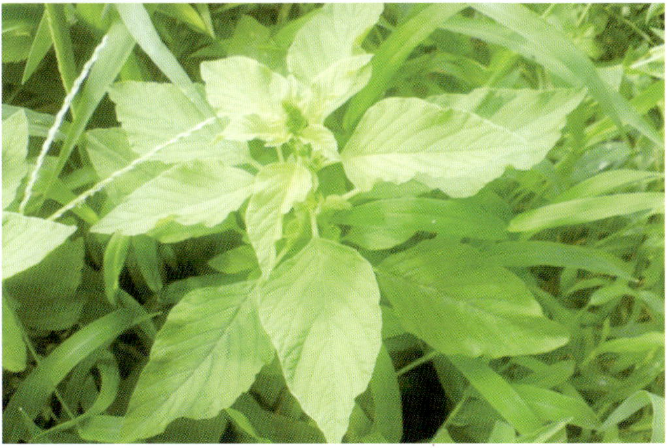

쇠비름

전국의 각지 길가나 빈터, 밭둑에서 흔하게 자라는 1년생 초본인데, 뿌리는 흰색, 줄기는 붉은색, 잎은 푸른색, 꽃은 노란색, 씨앗은 검은색으로 다섯 가지 색을 가지고 있다 하여 오행(五行草)라고 부르기도 한다. 오래 먹으면 장수하고 늙어도 머리카락이 희게 변하지 않는다고 해서 장명채(長命菜)라고도 한다. 굵고 부드러운 줄기를 채취한다. 신맛이 있고, 데치면 점액이 나온다. 잎을 떼내고 줄기만 데쳐서 조림, 무침으로 사용한다.

- 채취시기   7~9월.
- 채취장소   길가나 빈터, 밭둑 등.
- 잎모양   두꺼운 쐐기 모양의 긴 타원형.
- 생태   1년생풀.   • 분포   전국.

- 이용부위 주로 줄기.
- 이용방법 데친 후 무침 · 조림 등.

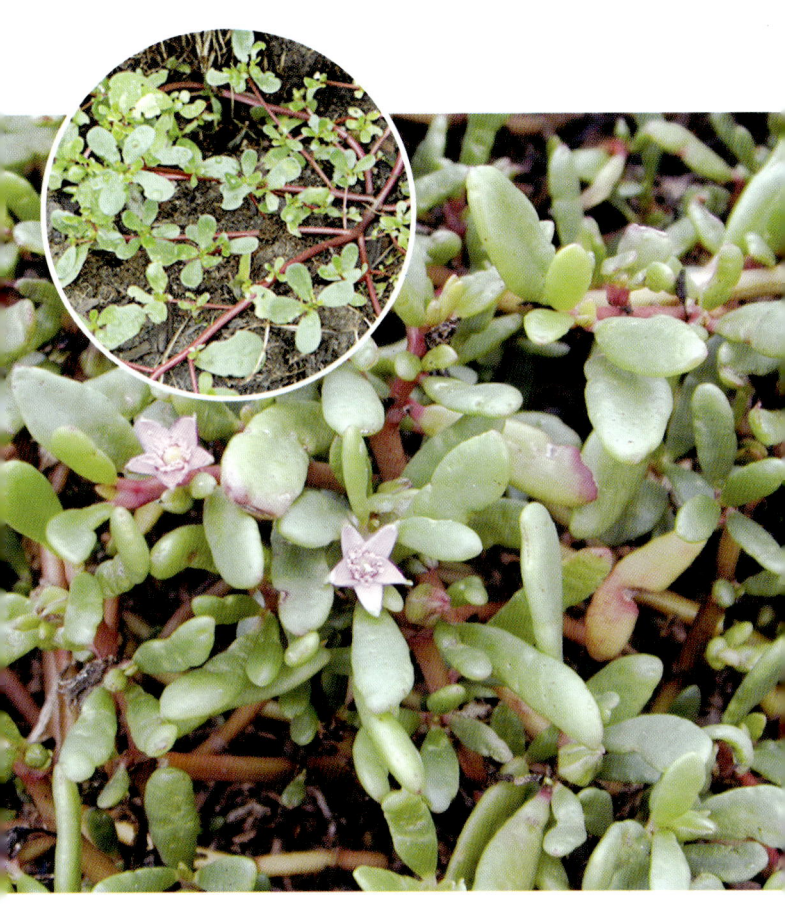

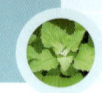

명아주

명아주는 봄철 즐겨 먹는 나물들 중 하나로 우리나라 어디에서든 흔하게 볼 수 있는 1년생 풀이다. 제대로 자라면 어른 키보다 더 크게 자란다. 명아주는 땅에 홀로 자랄 때는 보잘것없는 야생초이지만, 줄기를 말려 만든 청려장(靑藜杖)은 가볍고 단단해 최고의 지팡이로 친다. 청려장은 중풍을 예방하는 효과가 있다고 하는데, 울퉁불퉁한 줄기의 표면이 지압 효과를 낸다. 어린순은 나물로 하는데, 많이 먹으면 피부병을 일으킨다고 하니 과식은 금물이다.

- 채취시기   5~7월.
- 채취장소   길가나 빈터·밭둑 등.
- 잎모양   긴 타원형.
- 생태   1년생풀.   • 분포   전국.

- 이용부위   어린잎, 자라난 줄기의 끝.
- 이용방법   데친 후 무침·조림 등.

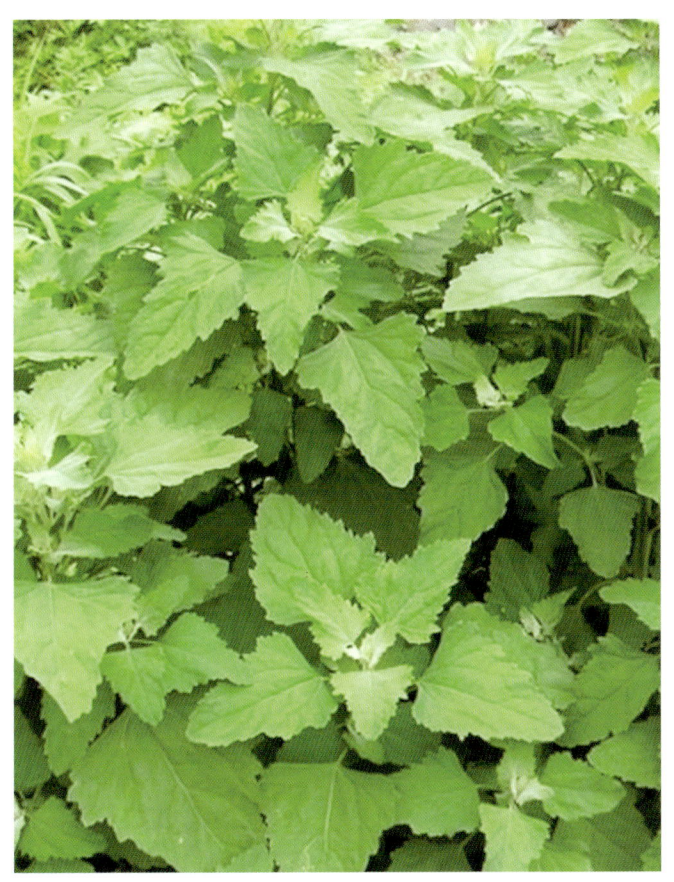

번행초

남부 지방 바닷가의 모래 땅이나 바위틈에서 자라는 다년생 풀로 봄에 나는 어린잎과 뿌리를 채취해 데쳐서 무쳐 먹는다. 줄기나 잎에 가는 돌기가 있으며, 그것이 햇빛을 받으면 반짝반짝 빛난다. 잎은 어긋나고 달걀 모양의 삼각형이며, 길이는 4∼6cm이다. 끝이 둔하고 두꺼우며 잎자루 길이는 약 2cm이다. 굳이 나물로 먹겠다면 거의 1년 내내 채취할 수 있는데, 역시 맛있는 것은 봄의 부드러운 어린잎이다.

- **채취시기** 연중, 제철은 4∼5월.
- **채취장소** 바닷가의 모래 땅.
- **잎모양** 달걀 모양 삼각형, 길이 4∼6cm.
- **생태** 다년생풀.   • **분포** 남부지방.

- **이용부위** 어린잎, 자라난 줄기의 끝.
- **이용방법** 튀김 · 데친 후 무침 · 조림 등.

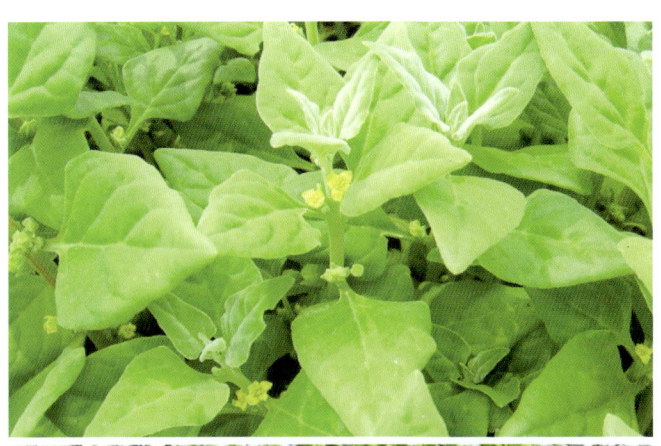
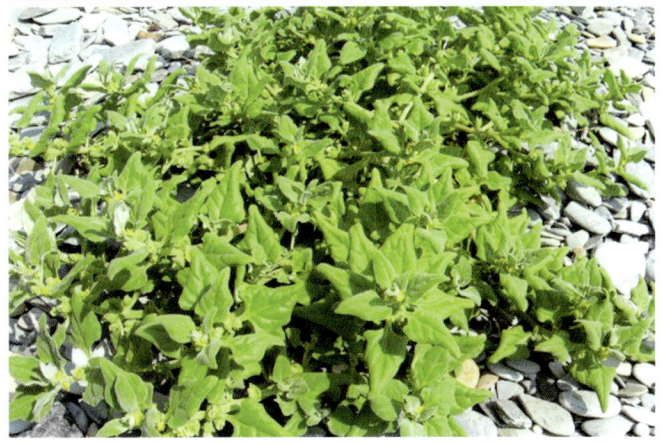

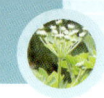

기름나물

산기름나물 · 참기름나물이라고도 한다. 양지바른 산기슭에서 자라는데, 줄기는 곧추서고 가지가 많으며 높이는 30~90cm이다. 잎은 어긋나고 긴 잎자루가 있으며, 끝이 뾰족하고 넓은 달걀 모양으로 2회 3출엽(二回三出葉)이다. 앞면에 광택이 나고, 잎을 만지면 기름기가 있어 미끌미끌하다. 어린잎을 나물로 식용한다. 한방에서는 감기 · 기관지염 · 해소천식 등에 처방한다.

- 채취시기 4~5월.
- 채취장소 양지바른 산기슭.
- 잎모양 끝이 뾰족하고 넓은 난형, 길이 5~10cm.
- 생태 다년생풀. · 분포 전국.

- 이용부위 어린잎.
- 이용방법 데친 후 무침.

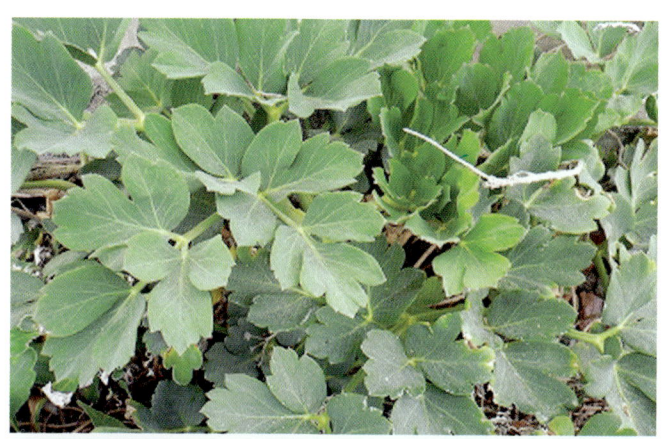

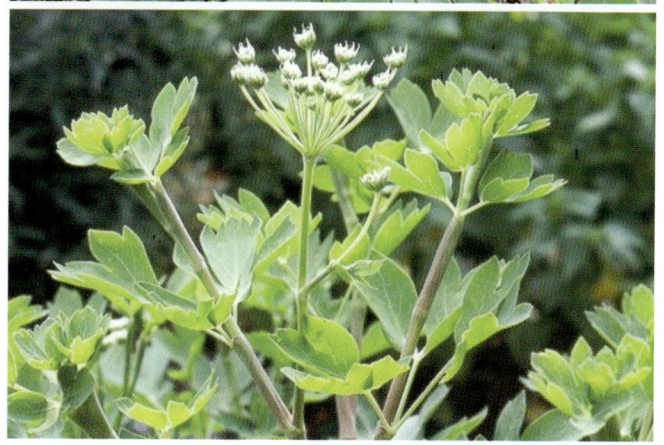

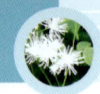

꿩의다리

전국의 산기슭의 풀밭에서 자라는 다년생 풀이다. 줄기는 속이 비어 있고 곧게 서며 가지를 치는데, 속이 비었고, 녹색 또는 자주색 바탕에 분백색이 돈다. 잎은 어긋나고 줄기 아래쪽의 잎자루는 길지만 위쪽으로 올라갈수록 짧아져 없어지고 2~3회 깃꼴로 갈라진다. 어린잎과 줄기는 데쳐서 나물로 먹고, 한방에서 전초를 말린 것을 감기·두드러기·설사 등에 처방한다.

- 채취시기   4~5월.
- 채취장소   양지바른 산기슭의 풀밭.
- 잎모양   도란형 또는 심원형, 길이 1.5~3.5cm.
- 생태   다년생풀.   • 분포   전국.

- 이용부위   어린잎, 어린 줄기.
- 이용방법   데친 후 무침.

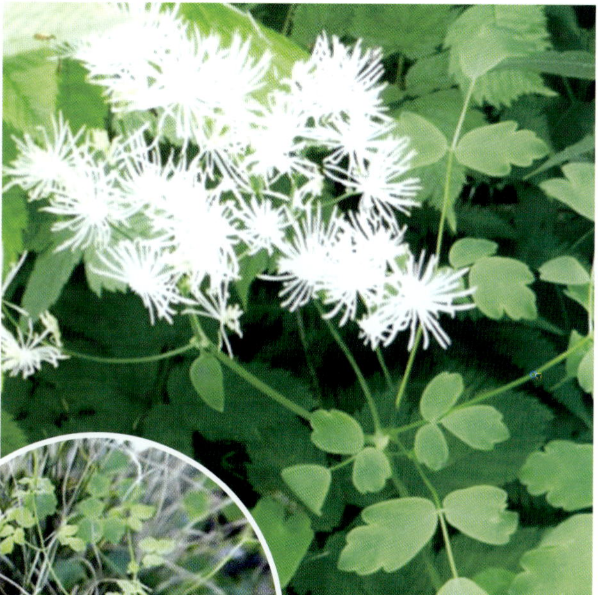

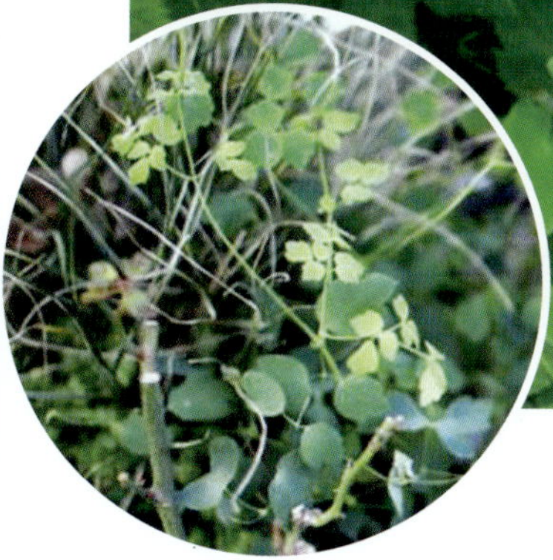

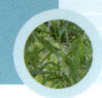

대나물

줄기에 대마무처럼 마디가 있고, 잎이 대나무잎과 비슷하여 대나물이라고 한다. 줄기는 한 군데 여러 대가 모여 높이 70~100cm 정도로 곧게 자라나 윗부분에서 가지가 갈라지며 저절로 비스듬히 휘어진다. 마주나게 달리는 잎은 잎자루가 없고, 피침형으로 끝이 뾰족하며, 3개의 엽맥이 뚜렷하다. 잎의 기부는 점점 좁아져 잎자루처럼 된다. 봄·여름에 연한 잎과 줄기를 삶아 나물로 먹는다.

- 채취시기   4~8월.
- 채취장소   산기슭의 풀밭.
- 잎모양   피침형, 길이 약 6cm.
- 생태   다년생풀.   • 분포   전국.

- 이용부위   어린잎, 어린 줄기.
- 이용방법   데친 후 무침

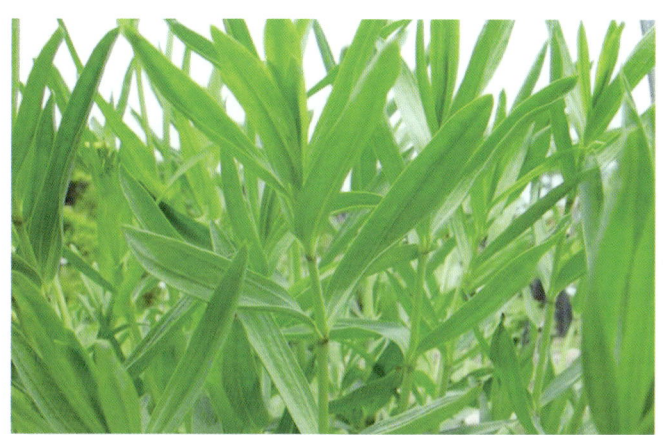
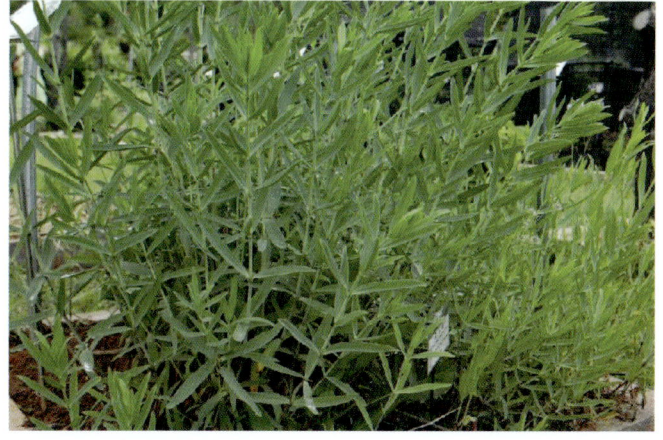

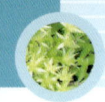

돌나물

돌나물은 봄철의 대표적인 나물 중 하나이다. 돌나물이 함유하고 있는 칼슘·인·비타민 C와 풍부한 무기질이 봄의 나른함을 없애준다. 돌나물은 1년 내내 어린잎과 줄기를 따서 이용할 수 있다. 어린잎과 줄기로 물김치로 담그거나 초무침을 해서 먹는다. 돌나물은 풋내가 많이 나는데, 연한 소금물로 씻으면 풋내를 없앨 수 있다. 씻을 대는 깨끗하게 다듬은 후 으깨지지 않게 살살 다루어야 한다.

- **채취시기** 연중, 제철은 3~5월.
- **채취장소** 산과 들의 풀밭.
- **잎모양** 긴 타원형 또는 피침형, 길이 1.5~2cm.
- **생태** 다년생초. • **분포** 전국.

- 이용부위 어린잎, 어린 줄기.
- 이용방법 물김치·초무침.

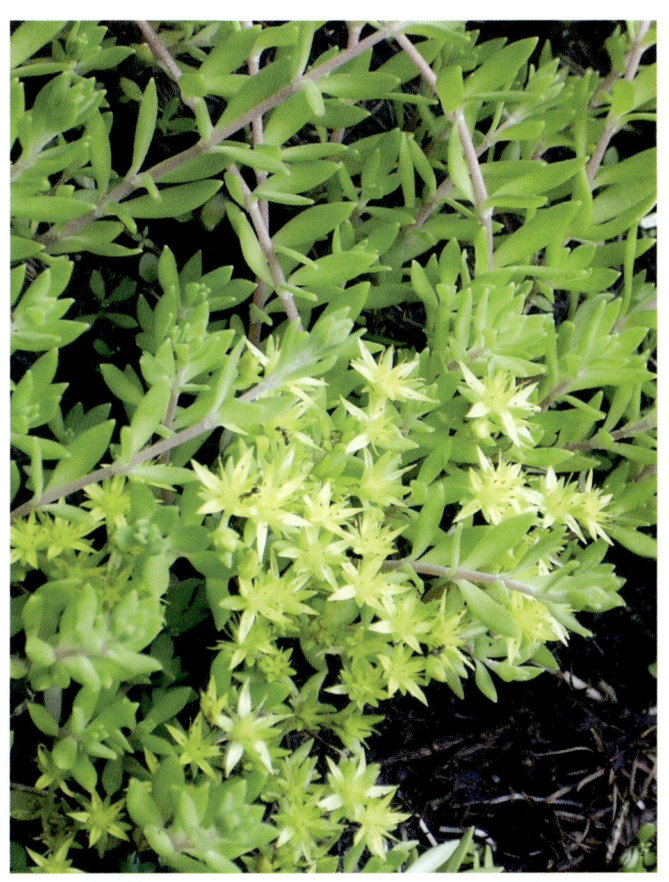

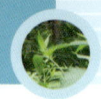

등골나물

산과 들의 초원에서 자라는 등골나물은 봄철에 어린순을 나물로 식용하는데, 등골나물은 2장의 잎이 마주나며 잎이 넓고 크며 줄기에는 검은 점들이 박혀 있다. 맛이 매우 쓰다. 어린잎을 따서 떡잎은 제거하고 끓는 물에 데쳐서 찬물에 쓴맛을 우려 물기를 꼭 짠 후 나물로 무친다. 비타민이 풍부한 등골나물은 양념 쓰기와 조리법의 여하에 따라 맛이 달라지는데, 최고의 양념 궁합은 참기름이다.

- 채취시기   4~6월.
- 채취장소   산과 들의 풀밭.
- 잎모양   끝이 뾰족한 긴 타원형, 길이 10~18cm.
- 생태   다년생풀.   • 분포   전국.

- 이용부위   어린잎.
- 이용방법   데친 후 무침.

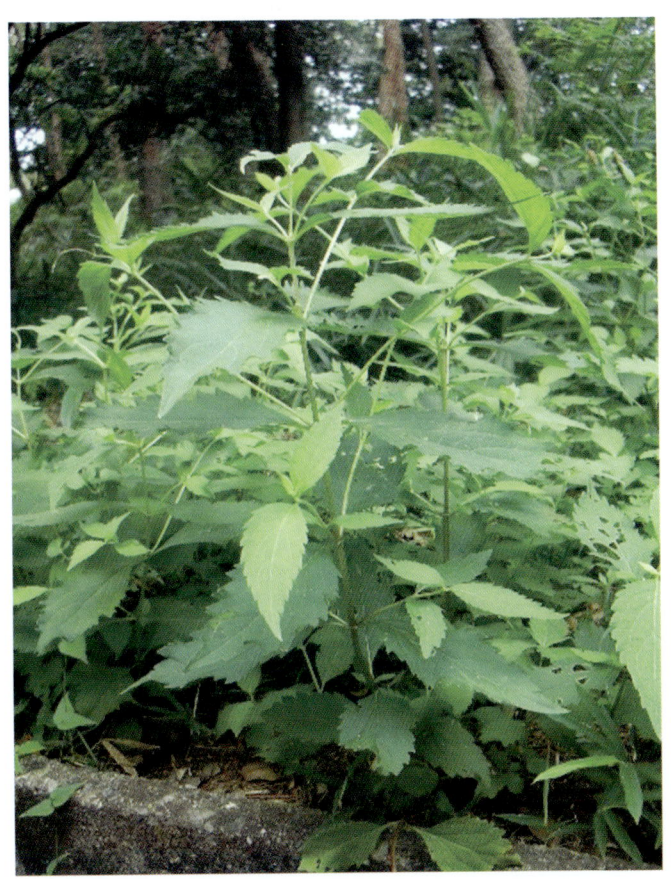

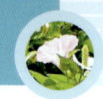

메꽃

여러해살이 덩굴식물로 땅 속의 백색 뿌리줄기에서 덩굴성 줄기가 나와 다른 것에 감겨 올라간다. 봄에 땅속줄기와 어린 순을 식용 또는 나물로 한다. 뿌리를 캐면 굵은 국수 모양으로 많은 뿌리가 얽혀 있다. 이 뿌리는 캐서 시루떡이나 밥을 지을 때 넣어 먹으면 달고 맛이 좋다. 어린 잎은 쓴맛이 없고 담백하다. 가볍게 데쳐서 물에 헹구어 무쳐 먹는다. 메꽃의 뿌리·잎·줄기는 이뇨·강장·원기회복 등에 효능이 있다.

- **채취시기**   4~6월.
- **채취장소**   산 속 풀밭, 인가 주변.
- **잎모양**   긴 타원형의 피침형, 길이 5~10cm.
- **생태**   다년생풀.   • **분포**   전국.

- **이용부위**   어린 잎·어린 줄기·뿌리.
- **이용방법**   데친 후 무침(어린 잎·줄기)·나물밥(뿌리).

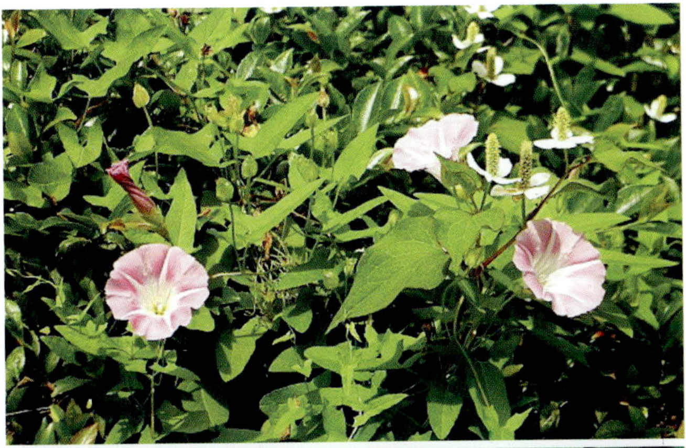

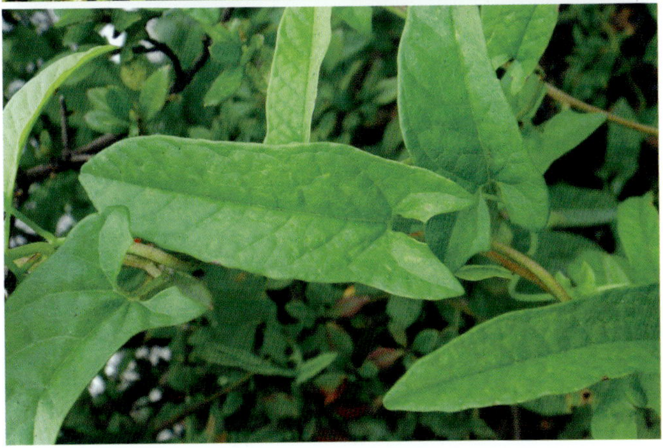

며느리배꼽

한해살이 덩굴식물로 들에서 흔히 자란다. 갈고리 같은 가시가 있어 다른 물체에 잘 붙어 올라간다. 잎은 어긋나고, 길이 3~6cm이며, 긴 잎자루가 다소 올라붙어서 배꼽같이 보인다고 하여 배꼽이라는 이름이 생겼다. 잎가장자리가 밋밋하고 뒷면은 흰빛이 돌며 잎맥을 따라 잔가시가 있다. 턱잎은 잎같이 생기고 나팔처럼 퍼진다. 어린잎을 나물로 먹는다.

- 채취시기   4~6월.
- 채취장소   산속 풀밭, 인가 주변.
- 잎모양   둥근 삼각형, 길이 3~6cm.
- 생태   1년생풀.   • 분포   전국.

- 이용부위   어린 잎.
- 이용방법   데친 후 무침.

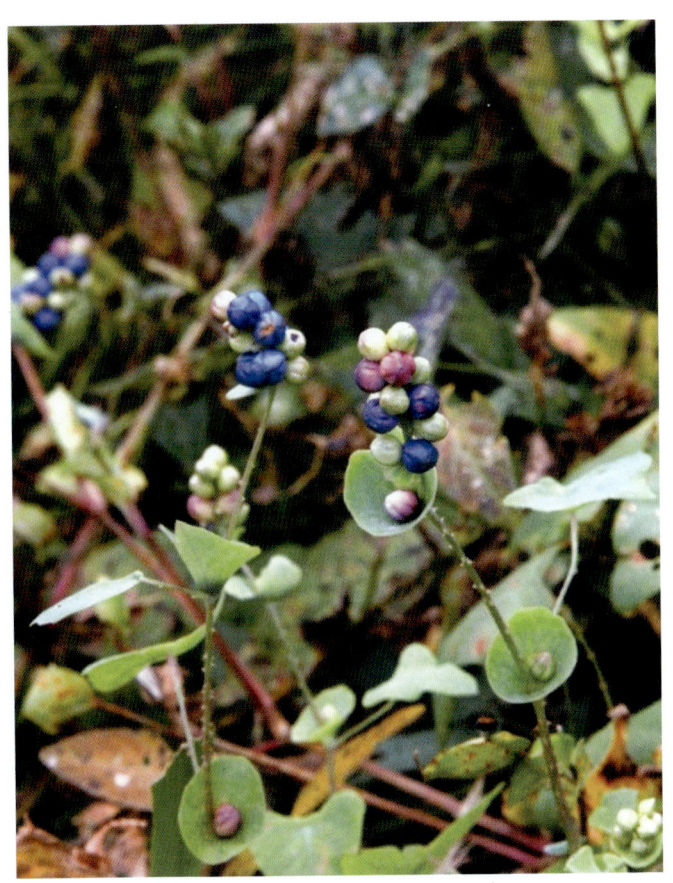

며느리밑씻개

화장지가 귀하던 시절에 시어머니가 며느리를 미워하여 부드러운 풀잎 대신 가시가 있는 이 풀로 뒤를 닦도록 했다는 데서 이런 이름이 생겼다는데 ······. 식물의 이름에 '며느리'가 있으면 이처럼 대개 슬픈 설화를 간직하고 있다. 길가나 빈터 같이 습한 곳에서 덩굴져 자란다. 며느리밑씻개와 며느리배꼽은 둘 다 비슷한데, 잎이 며느리밑씻개는 각진 삼각형이고 며느리배꼽은 둥근 삼각형이다. 어린잎을 살짝 데쳐 나물로 무쳐 먹는다.

- **채취시기**   4~6월.
- **채취장소**   산 속 풀밭, 인가 주변.
- **잎모양**   각진 삼각형, 길이 3~6cm.
- **생태**   1년생풀.   • **분포**   전국.

- 이용부위   어린잎.
- 이용방법   데친 후 무침.

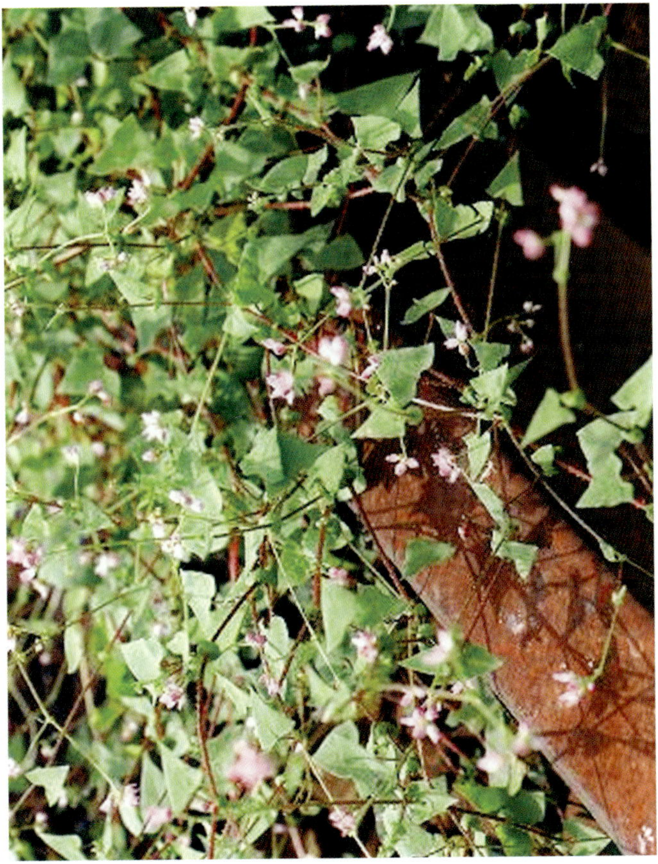

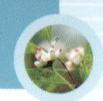

고마리 _ 고만이

양지바른 들이나 냇가에서 자란다. 잎은 어긋나고 잎자루가 있으나, 윗부분의 잎에는 잎자루가 없다. 잎 모양은 방패처럼 생겼으며 길이는 4~7 cm이다. 꽃의 형태와 피는 시기, 잎의 생김새 등에 변이가 많으며 메밀과 비슷하다. 봄에 어린잎과 줄기를 데쳐서 나물로 먹는다. 한방에서는 줄기와 잎을 지혈제로 쓰기도 한다.

- 채취시기   4~6월.
- 채취장소   양지바른 들이나 냇가.
- 잎모양   방패 모양, 길이 4~7 cm.
- 생태   1년생풀.   • 분포   전국.

- 이용부위   어린잎, 어린 줄기.
- 이용방법   데친 후 무침.

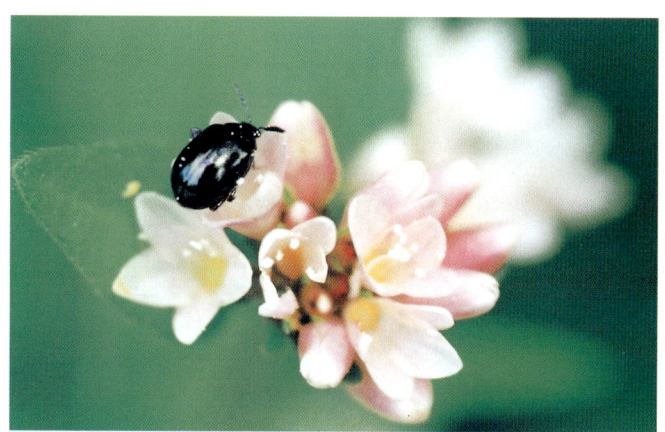

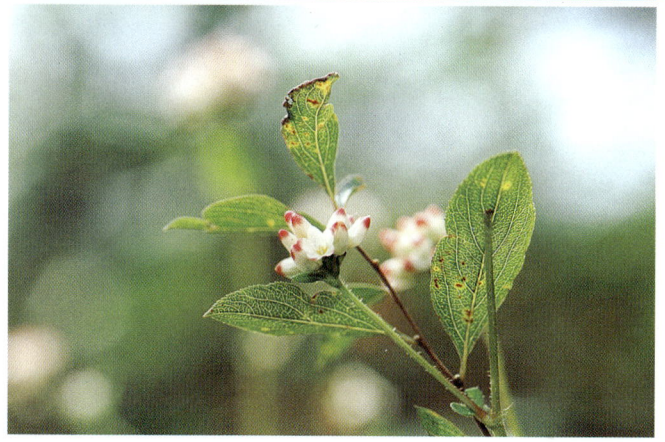

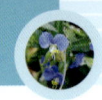

달개비 _ 닭의장풀

길가나 풀밭, 냇가의 습지에서 흔히 자란다. 줄기 밑 부분은 옆으로 비스듬히 자라며, 땅을 기고, 마디에서 뿌리를 내리며 많은 가지가 갈라진다. 청보라색의 꽃을 기억해 두면 집 주변에서도 쉽게 찾아낼 수 있다. 예부터 해열·설사·감기·편도선염 등에 민간약으로 쓰여 왔고, 꽃의 경우는 염료의 밑그림 도구로 이용되어 왔다. 어린잎과 줄기를 채취한다. 시들기 쉬우므로 따면 바로 살짝 데친다. 쓴맛과 냄새도 없고 산뜻한 맛이 난다.

- **채취시기**   5~9월.
- **채취장소**   길가나 풀밭, 냇가의 습지.
- **잎모양**   달걀 모양의 바소꼴, 길이 5~7 cm.
- **생태**   1년생풀.   • **분포**   전국.

- 이용부위   어린잎, 줄기.
- 이용방법   데친 후 무침.

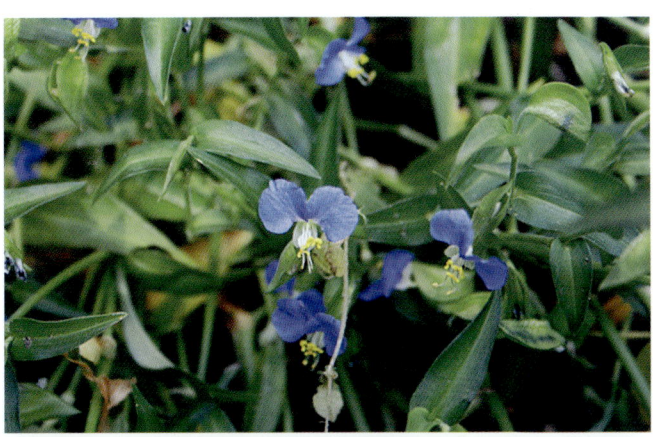

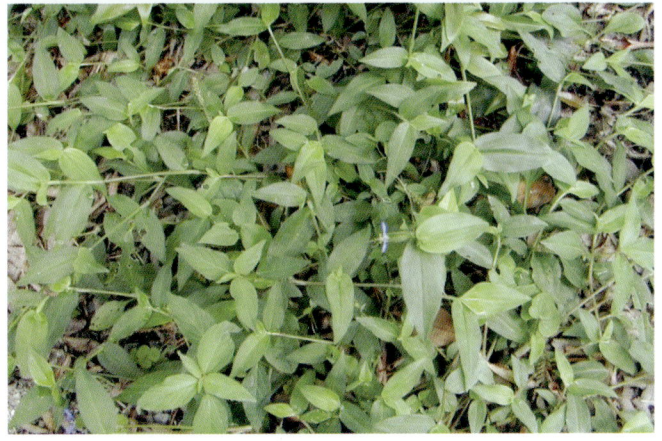

나비나물

산과 들의 햇볕이 잘 드는 곳에서 흔하게 자라는 여러해살이풀이다. 네모진 줄기는 여러 대가 한곳에서 모여 높이가 30~100cm 정도로 곧거나 비스듬히 자란다. 어긋나게 달리는 잎은 한 쌍의 작은 잎으로 구성된다. 잎자루는 짧다. 콩 종류이지만 열매는 먹지 않는다. 어린 줄기 끝부분 10cm 정도를 딴다. 조금 뻗은 덩굴 싹의 끝부분도 이용할 수 있다. 냄새는 없고, 콩과 특유의 향과 감칠맛이 나며 맛있다.

- **채취시기**   4~5월.
- **채취장소**   산야의 수풀가.
- **잎모양**   끝이 뾰족한 타원형 모양, 길이 3~8cm.
- **생태**   다년생풀.   • **분포**   전국.

- **이용부위** 어린잎, 어린 줄기.
- **이용방법** 데친 후 무침.

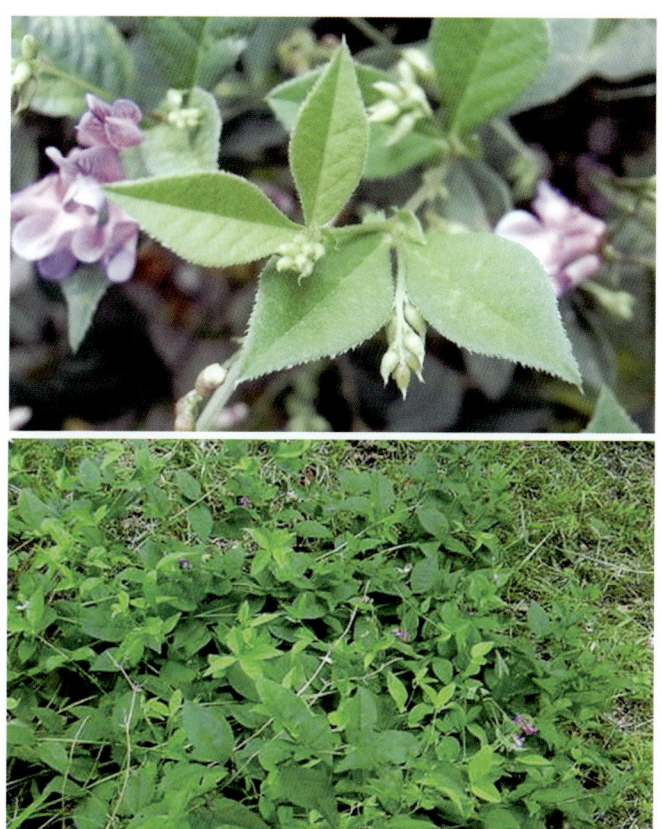

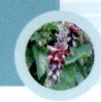

칡

대형 덩굴풀이며 어디에서나 왕성하게 자란다. 성장이 빠르고, 주변의 식물을 덮어서 말려 죽여 버릴 정도로 무성하다. 잎은 털이 많고 마름모꼴 또는 넓은 타원형이며 길이와 폭이 각각 10~15cm이고 가장자리가 밋밋하거나 얕게 3개로 갈라진다. 잎은 털을 제거하고, 줄기는 껍질을 제거하고 나서 요리한다. 커다란 잎과 꽃도 튀김으로 사용한다. 칡뿌리에서 뽑아낸 전분을 갈분이라고 하며, 국수ㆍ떡ㆍ과자를 만들어 먹기도 한다.

- **채취시기**   4월(어린 싹ㆍ잎ㆍ줄기). 8월(꽃봉오리ㆍ꽃).
- **채취장소**   산기슭의 양지.
- **잎모양**   끝이 뾰족한 타원형 모양, 길이 3~8cm.
- **생태**   다년생풀.   • **분포**   전국.

- 이용부위   어린잎, 어린 줄기.
- 이용방법   데친 후 무침.

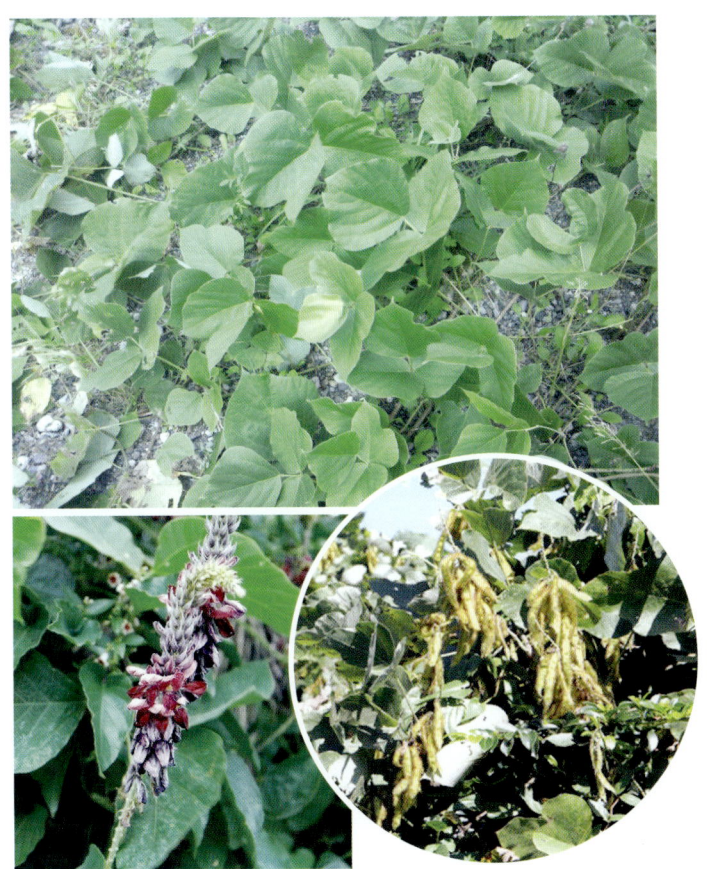

자운영

논·밭·풀밭 등에서 자라는데, 자운영 꽃은 붉은 토끼풀 꽃을 닮았다. 중국이 원산지이며, 오래전에 건너와 야생화하였다. 밑에서 가지가 많이 갈라져 옆으로 자라다가 곧게 선다. 줄기는 사각형이다. 잎은 달걀을 거꾸로 세운 듯한 모양 또는 타원형이고, 끝이 둥글다. 잎자루는 길다. 어린순, 어린잎과 줄기를 살짝 데쳐 참기름, 깨 등으로 무쳐 나물로 먹는다. 콩과 특유의 기름진 감칠맛이 있다.

- **채취시기** 　4~5월.
- **채취장소** 　논·밭·풀밭 등
- **잎모양** 　달걀 모양 또는 타원형, 길이 1~3cm.
- **생태** 　2년생풀.　　• **분포** 　전국.

- **이용부위** 　어린잎, 어린 줄기.
- **이용방법** 　데친 후 무침.

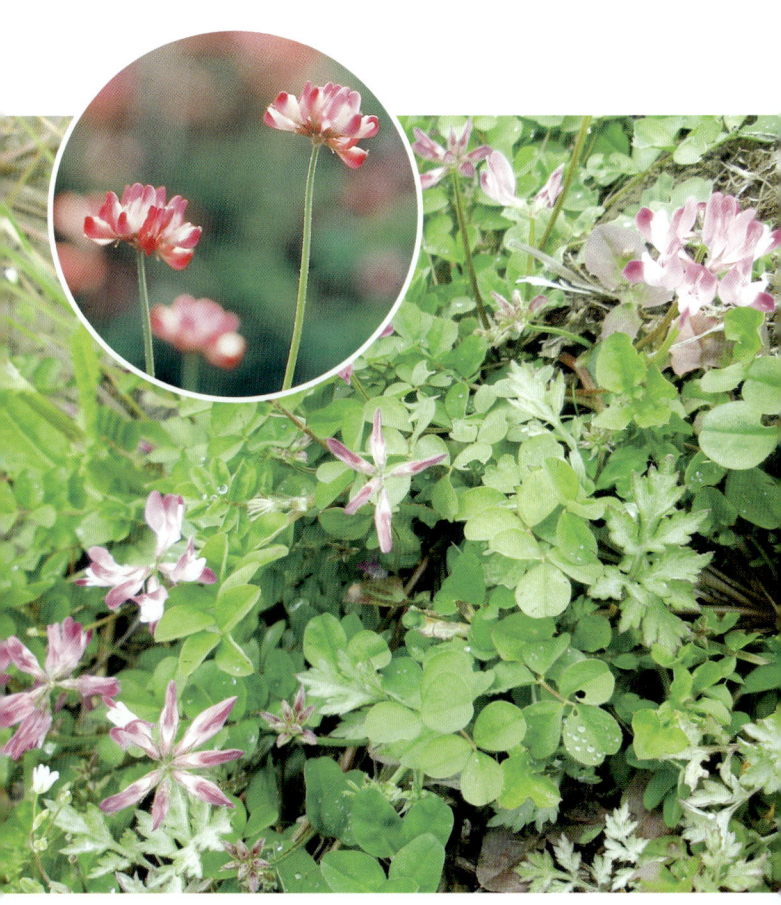

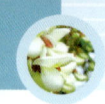

아카시아

꽃의 향을 즐길 수 있는 산나물이다. 튼튼하고 계속 늘어나고 있기 때문에 마음껏 채취할 수 있다. 1/2정도 핀 꽃을 통째로 따서 튀기거나 간장에 조려 먹으면 보통의 산나물과는 다른 맛을 느낄 수 있다. 어린싹도 꽃과 같은 방법으로 이용한다. 북미가 원산지로 우리나라에는 1900년 초에 수입되었으며, 연료림 조성 및 황폐지 복구용으로 전국에 심었다. 또 밀원식물로 아까시꿀을 얻는 데 이용하고 꽃을 이용해서 술을 담그기도 한다.

- **채취시기**   4~6월.
- **채취장소** 논·밭·풀밭 등
- **잎모양**   8~9개의 소엽이 새털 모양의 겹잎이 된다.
- **생태**   낙엽성 교목.   • **분포**   전국.

- **이용부위** 어린싹·꽃봉오리·꽃.
- **이용방법** 튀김·조림.

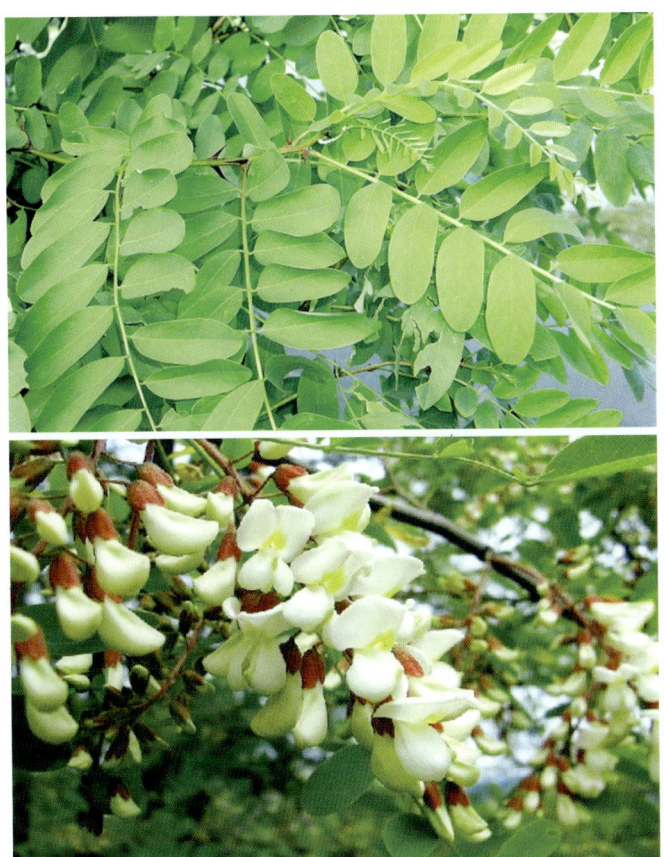

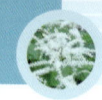

눈개승마 _ 삼나물

다년생 초본으로 원산지는 한국이고, 전국 각지의 높은 산, 산길이나 계곡 사이의 습한 음지에서 자란다. 뿌리줄기는 나무처럼 단단하고 굵다. 잎이 다 나지 않은 어린싹의 굵은 줄기를 툭 꺾이는 부분에서 딴다. 뿌리 밑동 쪽은 단단해서 먹을 수 없다. 튀김이나 조림은 날것 그대로 사용하고, 그 밖에는 데쳐서 물기를 빼고 나서 요리한다. 단백질이 풍부하며 쇠고기 맛이 나는 고급 산나물이다. 쓴맛은 별로 없고 씹히는 맛이 좋다.

- 채취시기 4~6월.
- 채취장소 높은 산, 산길이나 계곡 사이의 습한 음지.
- 잎모양 2회 3출엽.
- 생태 다년생풀. • 분포 전국.

- 이용부위 어린싹.
- 이용방법 데친 후 무침 · 찌개 · 튀김 · 조림 등.

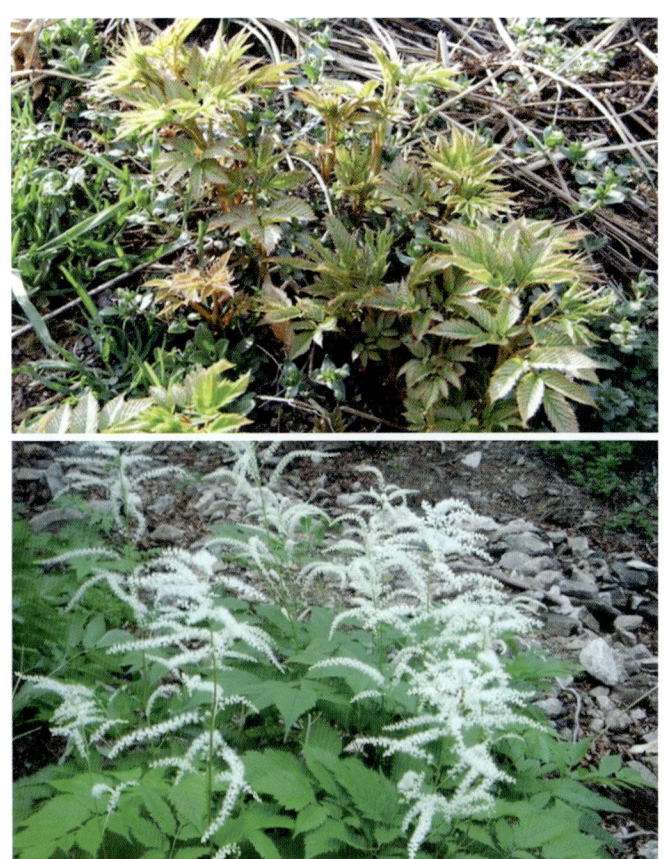

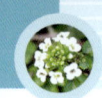

물냉이

유럽에서 들여온 것이 야생화하여, 각지의 맑은 물가에서 진녹색의 잎을 왕성하게 퍼뜨리고 있다. 4~5월의 어린 싹이 제맛이지만, 줄기가 계속 조금씩 나오기 때문에 거의 1년 내내 수확할 수 있다. 날로 먹는 것은 물론 살짝 데쳐서 요리해도 된다. 매운맛이 있다. 고기 요리에 곁들여 먹으면 궁합이 딱 맞다. 하지만 꽃이 피는 시기에는 벌레의 알이 붙어 있는 경우가 많아 잎을 채취하는 것은 피하는 것이 좋다.

- **채취시기**   연중, 제철은 4~5월.
- **채취장소**   맑은 물가.
- **잎모양**   1~5개의 소엽이 깃털 모양이 된다.
- **생태**   다년생풀.   • **분포**   전국.

- **이용부위**   어린싹 · 잎 · 줄기.
- **이용방법**   생채무침 · 데친 후 무침.

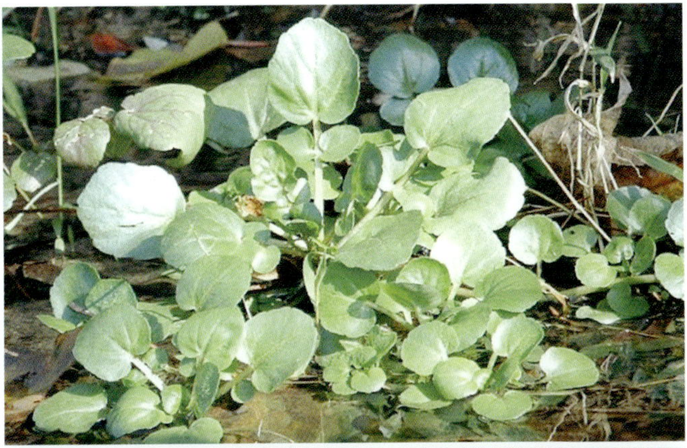

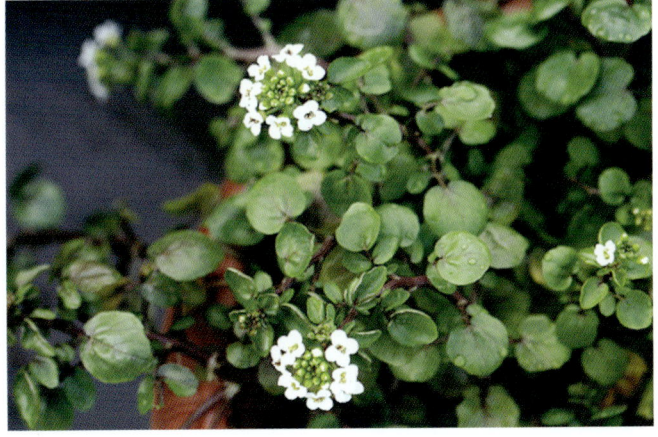

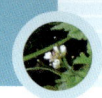

황새냉이

논밭 근처와 습지에서 자란다. 밑에서부터 가지가 갈라져서 퍼지고 높이는 10~30cm이며 밑부분은 털이 있고, 검은 자주색이다. 잎은 어긋나고 깃꼴겹잎이다. 꽃이 피기 전의 잎이나 뻗은 줄기 끝의 부드러운 부분을 따서 데쳐서 무침으로 먹고, 냉이뿌리만 따로 떼어 데친 후, 양념을 넣고 가볍게 무쳐 먹는다. 봄이 살짝 느껴지는 매운맛과 쓴맛이 있다.

- **채취시기** 3~5월.
- **채취장소** 논밭 근처와 습지.
- **잎모양** 긴 타원형 또는 원형 소엽이 깃털 모양이 된다.
- **생태** 2년생풀.   • **분포** 전국.

- 이용부위 어린잎 · 뿌리.
- 이용방법 데친 후 무침.

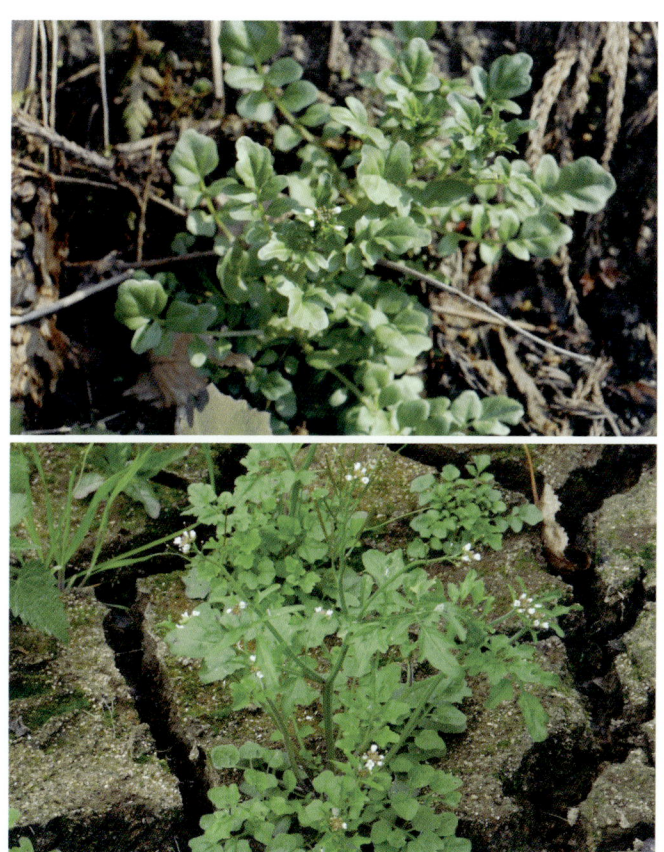

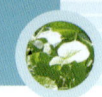

고추냉이

울릉도의 봉래폭포와 성인봉 일대의 계곡에 자생하고 있으며, 울릉도에만 자생하고 있는 한국 특산식물로 일본의 와사비와 다른 종이다. 잎과 줄기에서 코끝을 찡하게 하는 매콤한 맛이 나며, 개체 수가 적기 때문에 될 수 있으면 땅 아래 심어 있는 뿌리는 그대로 남기고 땅 위에 있는 부분만 딴다. 줄기와 잎을 데칠 때 설탕을 한 줌 넣으면 매운맛이 더 강해진다. 봄에 포기째 김치를 담가 먹기도 한다.

- **채취시기**   4~5월.
- **채취장소**   산 속의 습지.
- **잎모양**   끝이 뭉텅하고 심장형, 길이 2~5cm.
- **생태**   다년생풀.   • **분포**   울릉도.

- 이용부위   어린잎, 뿌리.
- 이용방법   데친 후 무침.

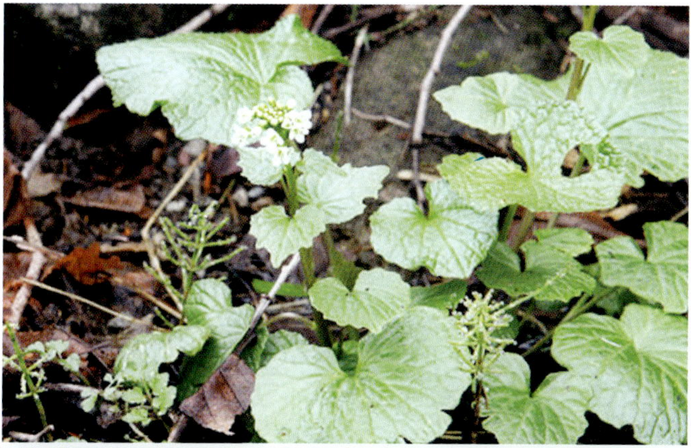

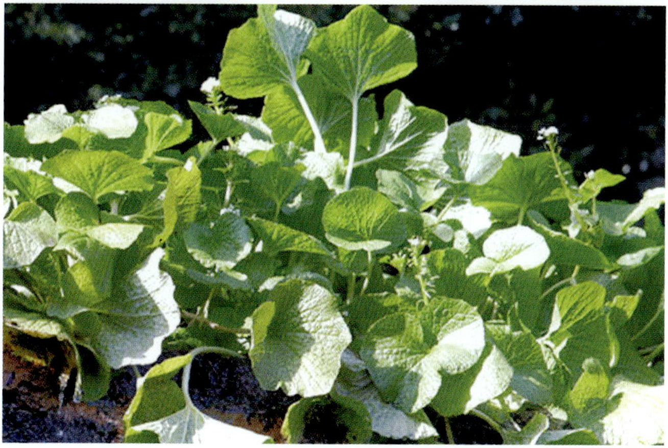

별꽃

밭이나 숲길가에서 흔히 자라는 친숙한 산나물 중의 하나이다. 뿌리 밑동을 잘라 와서 부드러워 보이는 줄기의 끝만 채취하면 다루기 쉽다. 무침이나 찌개의 건더기에 사용하는 것은 소금물로 데친 후 물로 헹궈서 풋내를 제거한다. 별꽃은 여러 종류의 변종이 있는데, 어느 것이든 먹을 수 있다. 땅을 덮듯이 줄기가 퍼지고, 봄부터 가을까지 하얀 꽃을 피운다. 따도따도 어린싹이 뻗어 나온다.

- 채취시기   연중.
- 채취장소   밭이나 숲길가.
- 잎모양   끝이 뾰족한 계란형., 길이 1~2cm.
- 생태   2년생풀.   • 분포   전국.

- 이용부위   어린잎, 줄기.
- 이용방법   데친 후 무침 · 찌개.

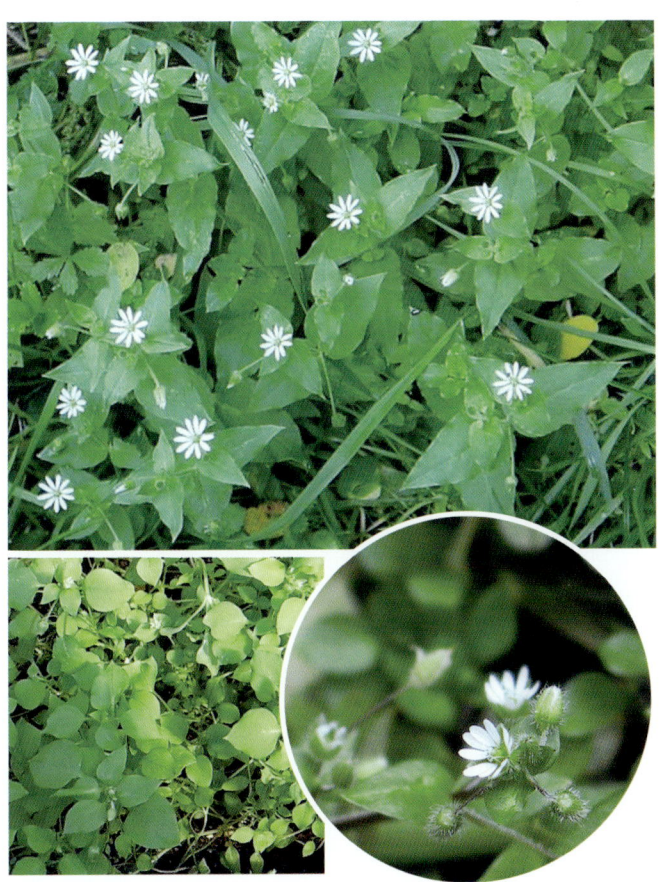

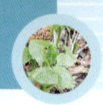

박쥐나물

해발 고도 1,000m 이상의 깊은 산에서 자란다. 윗부분에서 가지가 갈라지며 엉킨 털이 있다. 상큼한 향과 적당히 쓸쓰레한 맛으로 인기가 있다. 씹히는 맛이 아삭아삭하고 쓴맛이 약하다. 군생하며 크게 자란다. 줄기가 굵고 높이는 30cm 정도까지 큰 것을 자연스럽게 꺾어서 딴다. 줄기는 속이 텅 비어 있다. 여러 유사종이 있으며, '산귀박쥐나물', '귀박쥐나물' 등 지역에 따라 부르는 이름도 다양하다.

- **채취시기**   5~6월.
- **채취장소**   깊은 산의 숲속.
- **잎모양**   삼각 형태의 창 모양, 길이 25~35cm.
- **생태**   다년생풀.   • **분포**   전국.

- 이용부위 어린잎, 줄기.
- 이용방법 데친 후 무침 · 찌개 등.

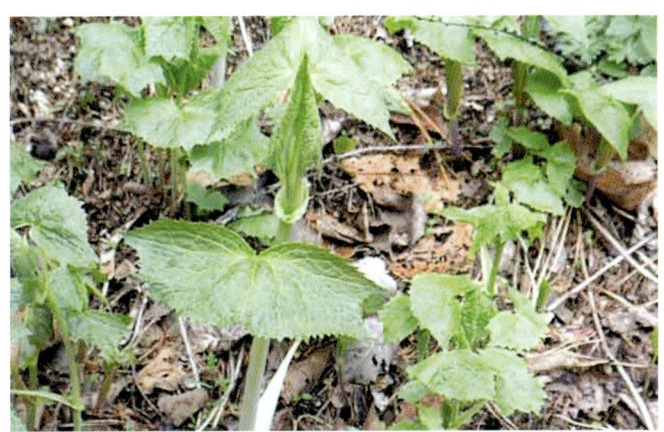

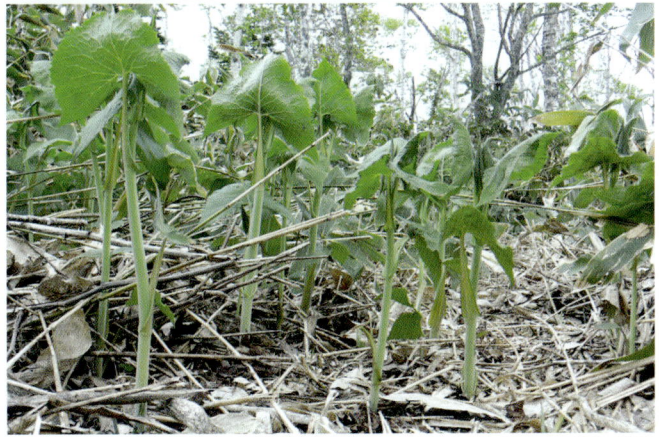

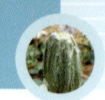

우산나물

봄이 되면 산지의 나무 밑 그늘의 가랑잎 사이에서 자란다. 잎이 나기 시작하면 이름 그대로 찢어진 우산 모양이 된다. 다 자란 잎은 딱딱해지므로 잎이 다 자라지 않은 새싹을 딴다. 부드럽고 쓴맛이 있다. 데친 후 물에 담가 두고 쓴맛을 제거하는데, 먹기 좋게 하려고 쓴맛을 너무 많이 제거하면 특유의 좋은 향미를 잃어버린다. 어린싹의 줄기 밑 부분에서 자연스레 툭 꺾이는 부분을 딴다. 조금 자란 것이라도 먹을 수 있다.

- **채취시기** 5~6월.
- **채취장소** 깊은 산의 숲속.
- **잎모양** 삼각 형태의 창 모양, 길이 25~35cm.
- **생태** 다년생물. • **분포** 전국.

- **이용부위** 어린잎, 줄기.
- **이용방법** 데친 후 무침·찌개 등.

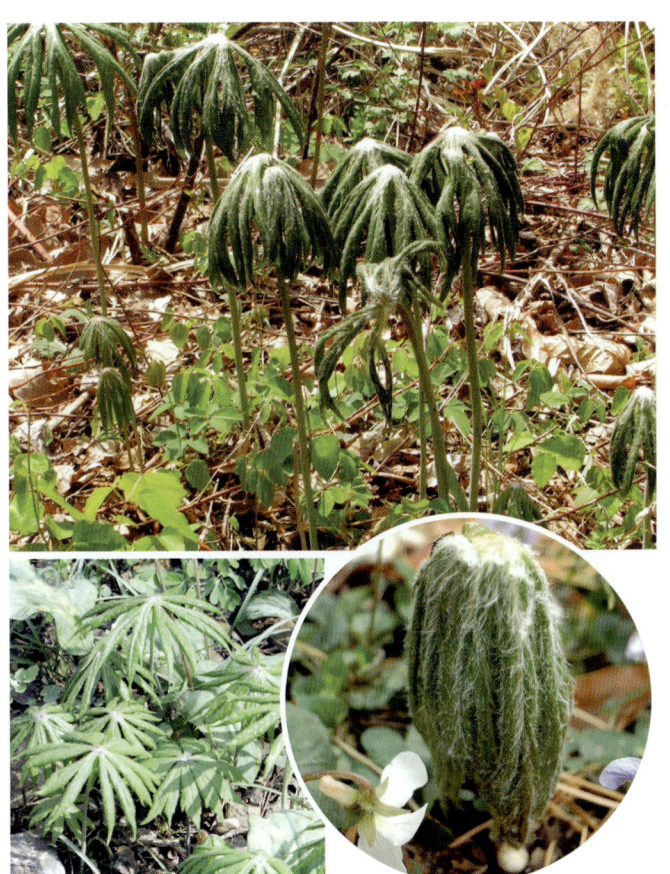

105

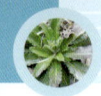

쇠서나물

전국의 산지의 햇볕이 잘 드는 풀밭에서 자란다. 전체가 갈색의 강모로 덮여 있어, 잎이 피부에 스치면 마치 소가 혓바닥으로 핥았을 때의 감촉과 비슷하다. 모양도 소 혓바닥을 닮았다. 이른 봄, 꽃줄기가 서기 전에 푹 퍼져 있는 잎을 뿌리 밑동에서부터 딴다. 민들레를 축소시켜 놓은 것 같은 노란 꽃을 피운다. 잎에 닿으면 강모 때문에 꺼칠꺼칠하지만 데치면 괜찮아진다. 쓴맛도 없고 냄새도 안 나 순하다.

- **채취시기** 3~4월.
- **채취장소** 산지의 햇볕이 잘 드는 풀밭.
- **잎모양** 피침형, 가장자리가 삐쭉삐쭉하다.
- **생태** 2년생물. • **분포** 전국.

- **이용부위** 어린잎.
- **이용방법** 데친 후 무침 · 볶음 등.

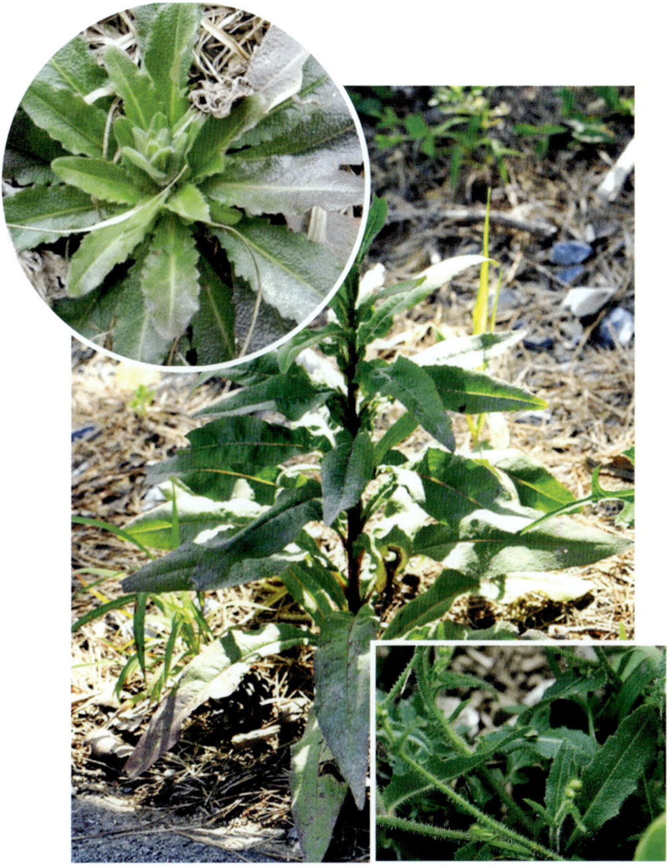

107

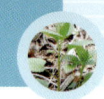

모시대

반 그늘이 지는 숲이나 산지의 습한 곳에 자란다. 봄에 나오는 산채 중에서 생으로 쌈을 싸서 먹을 수 있는 산나물 중의 하나다. 줄기 속이 비어 있고 꺾어보면 흰 유액이 나오는 특징이 있다. 어릴 때는 밑동까지 채취하고, 20~30cm로 자라면 줄기 끝의 부드러워 보이는 부분을 꺾는다. 씹히는 맛이 좋고 상큼하다. 겉절이를 해서 먹기도 하지만, 무엇보다도 고기와 함께 쌈을 싸서 먹으면 그 윽한 향이 어우러져 맛있다.

- **채취시기**   4~5월.
- **채취장소**   반그늘이 지는 숲, 산지의 습한 곳.
- **잎모양**   계란형 또는 뾰족한 심장형.
- **생태**   다년생풀.   • **분포**   전국.

- **이용부위** 어린잎, 어린 줄기.
- **이용방법** 생채무침 · 쌈 등.

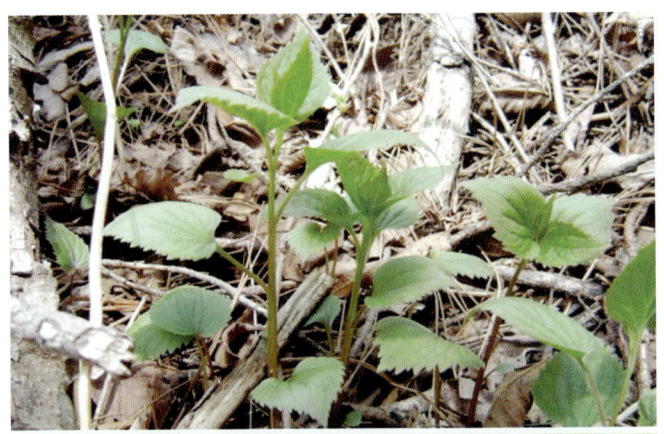

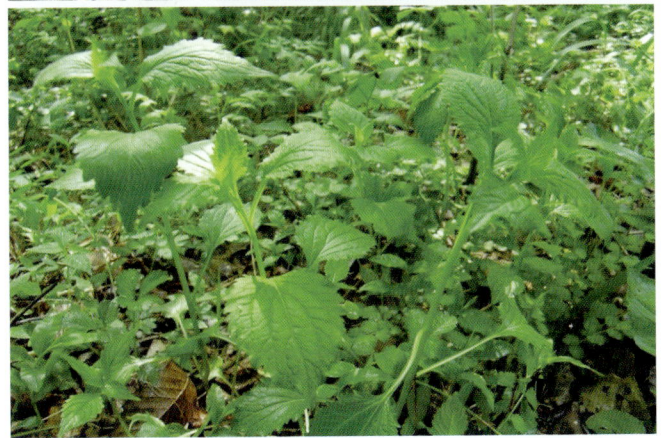

질경이

전국 방방곡곡, 사람이 다니는 길이라면 아무리 깊은 산중에서라도 자라는 튼튼한 야초이다. 주변에서 쉽게 볼 수 있으므로 계속해서 이용하면 좋을 것 같다. 길가나 풀 사이를 찾아서 밟히지 않은 깨끗한 녹색 잎을 딴다. 튀김은 데친 후 살짝 튀겨내는데, 잎이 불룩해지면서 기름이 튀는 경우가 있으므로 주의한다. 씨앗(차전자-車前子)은 기침약으로 이용하고, 따뜻하게 데운 잎은 상처에 붙이는 약으로 이용한다.

- **채취시기** 4~9월.
- **채취장소** 길가, 초지.
- **잎모양** 계란형, 가장자리가 매끈하다.
- **생태** 다년생풀. • **분포** 전국.

- 이용부위 잎.
- 이용방법 데친 후 무침 · 볶음 · 튀김.

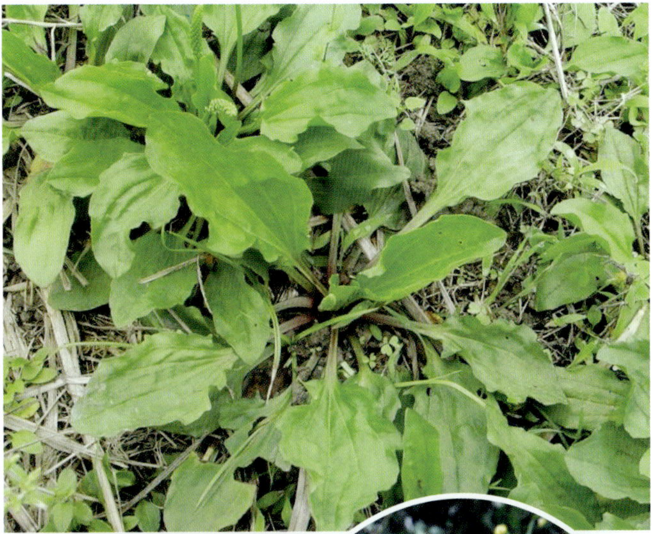

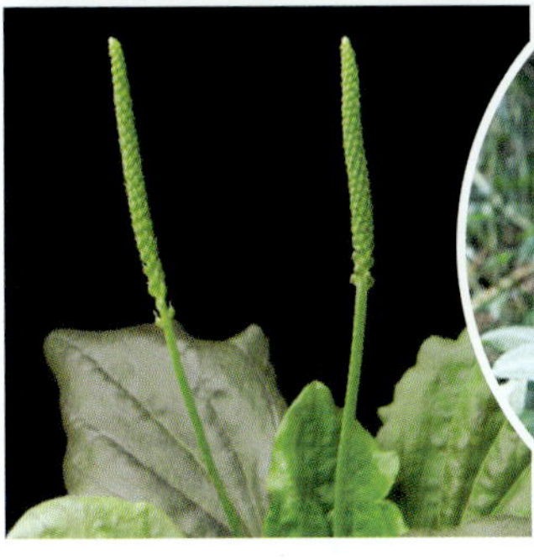

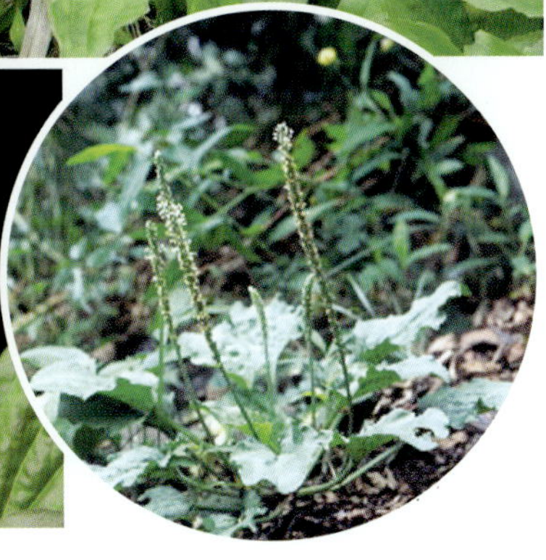

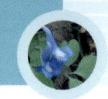

왜현호색

중부 지방 이북 산지의 숲에서 자라며, 나무의 잎이 아직 돋아나지 않은 이른 봄에 청보라색 꽃을 피우는 양귀비과 식물이다. 잎은 줄기 하부에는 1개의 고리 모양으로 나고, 줄기 중간 정도에 나는 잎은 1~2회 3출겹잎이다. 군락을 발견하면 솎아내듯 채취한다. 양귀비과 식물은 거의 독성을 가지고 있으므로 종류를 착각하지 않도록 한다. 살짝 끓는 물에 데친 다음 먹는다. 냄새는 전혀 없으며 신선한 미각을 느낄 수 있다. 풀 전체를 먹을 수 있다.

- **채취시기** 3~5월.
- **채취장소** 산지의 숲.
- **잎모양** 타원형, 가장자리가 매끈하다.
- **생태** 다년생풀. • **분포** 중부 지방 이북.

- **이용부위** 전체.
- **이용방법** 데친 후 무침 · 볶음 등.

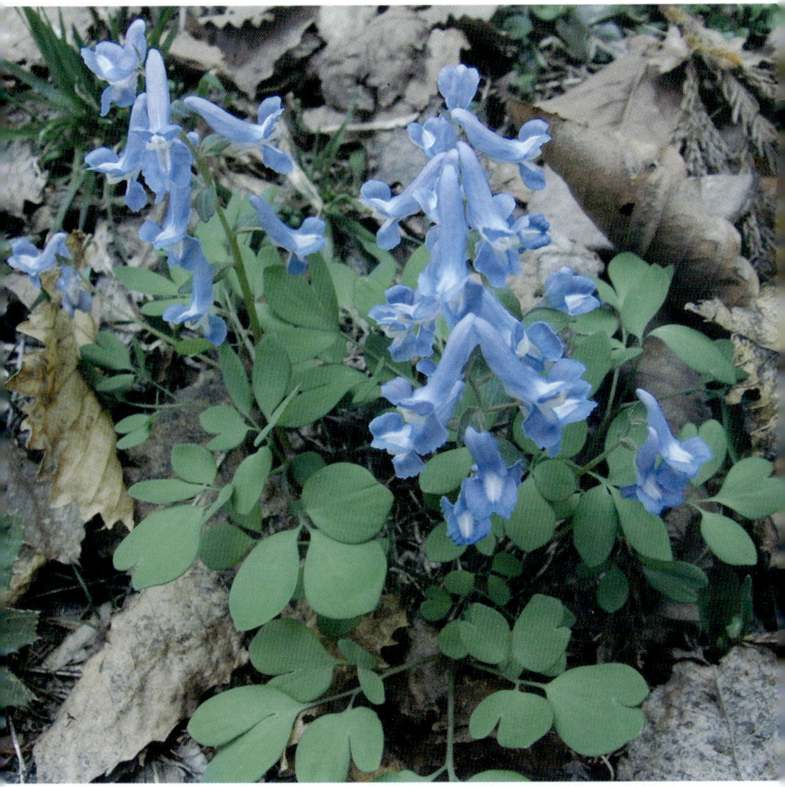

113

제비꽃

산 속 낙엽수림의 나무 그늘에서 눈이 녹으면 들에서 흔히 자란다. 연보라색 꽃이 소리 없이 피어나는데, 새싹과 꽃이 거의 동시에 나온다. 원줄기가 없고 뿌리에서 긴 자루가 있는 잎이 자라서 옆으로 비스듬히 퍼진다. 잎과 줄기가 다 자라지 않았을 때 채취한다. 잎이 얇으므로 살짝 데친다. 맛이 산뜻하고 미끈거리며 씹는 느낌이 좋고, 보기에도 아름답다. 요리에 싱싱한 꽃을 곁들이면 봄내음이 난다.

- **채취시기** 4~6월.
- **채취장소** 낙엽수림의 나무 그늘.
- **잎모양** 하트 모양, 가장자리가 약간 삐쭉삐쭉하다.
- **생태** 다년생풀.   • **분포** 전국.

- **이용부위** 어린잎, 줄기.
- **이용방법** 데친 후 무침.

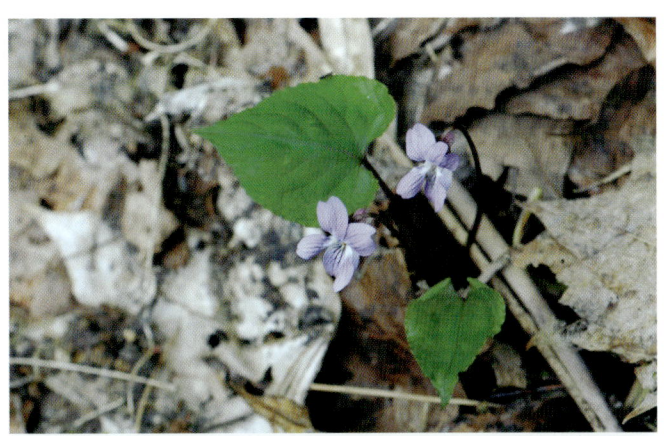

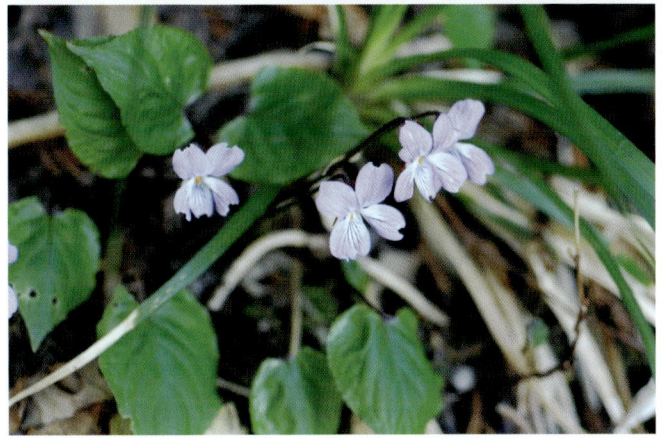

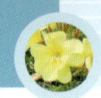

달맞이꽃

꽃이 저녁에 피고 아침에 진다고 해서 달맞이꽃이라고 부른다. 뿌리잎은 땅바닥에 방석 모양으로 펼쳐진다. 줄기잎은 선형으로 어긋나며 끝이 뾰족하고 가장자리에 잔톱니가 있다. 가을에 싹을 틔워 로제트 상태로 겨울을 넘긴다. 로제트(rosette)란, 짧은 줄기의 끝에서부터 땅에 붙어서 사방으로 나는 잎들을 말하는데, 배추봄동과 같은 것이다. 추울 때, 로제트로 핀, 부드러워 보이는 잎을 뿌리 밑동에서부터 뜯어서 데친 다음 헹궈서 사용한다.

- **채취시기**   11~4월.
- **채취장소**   물가·길가·빈터 등.
- **잎모양**   긴 타원형, 가장자리가 물결 모양이다.
- **생태**   2년생풀.   • **분포**   전국.

- **이용부위**   로제트잎.
- **이용방법**   데친 후 무침.

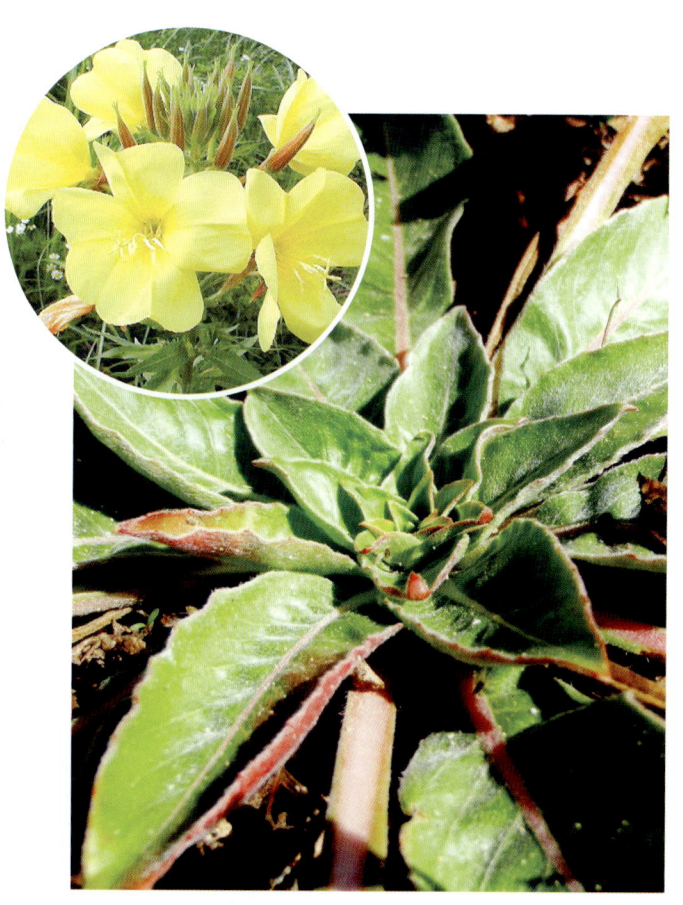

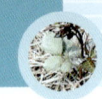

거지덩굴

덤불을 말라 죽일 만큼 왕성하게 자란다고 해서 붙여진 이름이다. 덩굴손으로 휘감으면서 덩굴을 뻗어 잎을 퍼뜨리고 도처에서 번식하는 성가신 잡초지만, 먹을 수 있다. 어린싹이나 부드러운 덩굴의 끝을 뜯는다. 어린싹은 적갈색이어서 알기 쉽다. 싹이나 덩굴 끝을 잘라서 잘 데친 다음 물로 우려낸다. 특유의 매운맛이 있다.

- **채취시기** 4~6월.
- **채취장소** 황무지 · 공터 · 밭 등.
- **잎모양** 5장의 소엽으로 새의 발 모양.
- **생태** 다년생풀. **분포** 전국.

- 이용부위 어린 싹, 덩굴 끝.
- 이용방법 데친 후 무침.

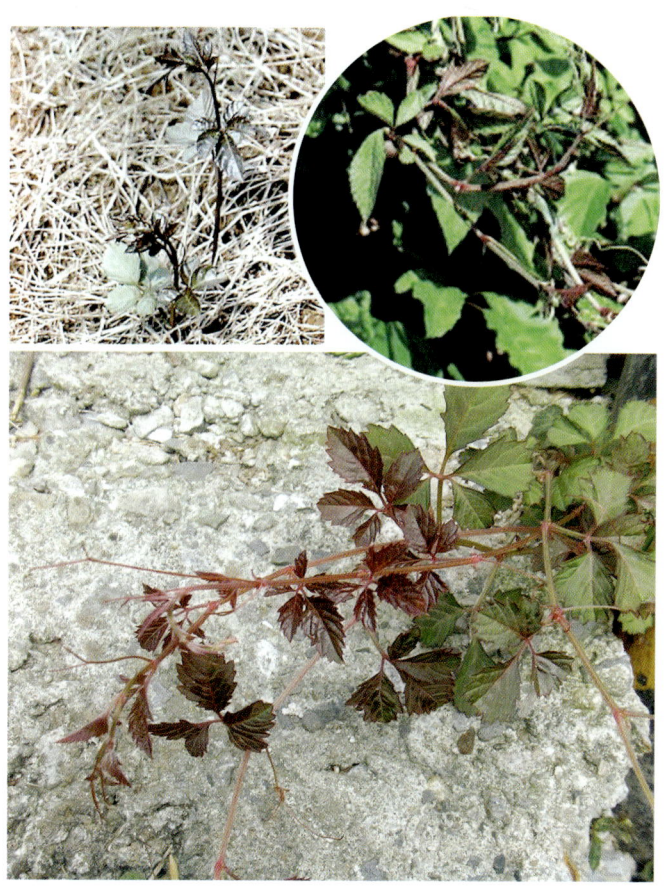

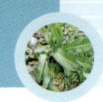

참소리쟁이

들이나 집 근처의 다소 습한 곳에서 자란다. 강한 신맛과 점액이 있어 맛이 독특하다. 로제트로 월동 중인 잎의 뿌리 밑동에 나온 막에 싸인 어린싹을 먹는다. 손으로 따면 어린싹의 점액으로 막이 벗겨져서 다루기 힘들어지므로 뿌리 밑동을 나이프로 자른다. 막을 제거하고 데쳐서 물로 헹군다. 담석이나 요석의 원인이 되는 수산이 많이 들어 있으므로, 너무 많이 먹지 않도록 한다.

- **채취시기**   11~4월.
- **채취장소**   들이나 집 근처의 다소 습한 곳.
- **잎모양**   긴 타원형이며 가장자리는 물결 모양.
- **생태**   다년생풀.   • **분포**   전국.

- 이용부위   로제트잎.
- 이용방법   데친 후 무침.

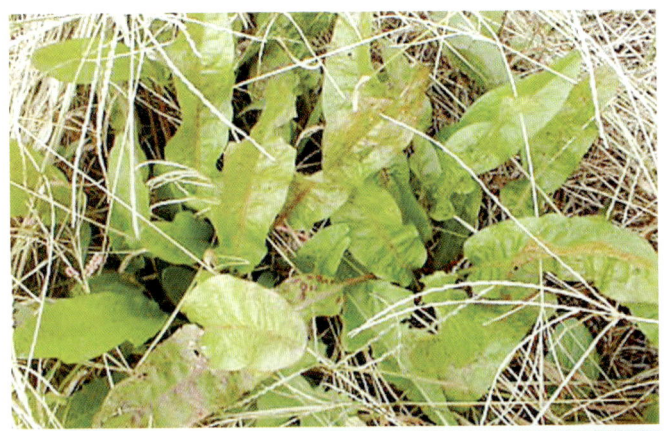
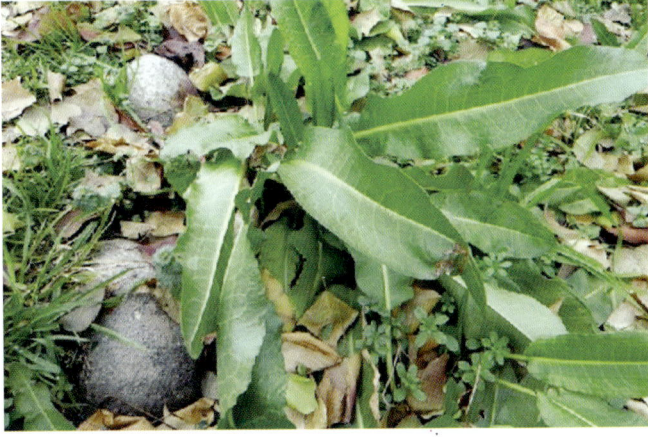

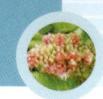

수영

괴승애·시금초·괴싱아·산시금치·산모라고도 한다. 논두렁, 습한 풀밭 등에서 자란다. 맛은 시큼하지만 예부터 친숙하게 즐겨 온 나물이다. 어렸을 때 어린줄기의 껍질을 벗겨서 생으로 씹어 먹어 본 사람도 많을 것이다. 봄에는 부드러운 어린잎이나 단단해지기 전의 줄기를, 겨울에는 붉게 서리 맞은 잎을 딴다. 신맛을 내는 수산이 많으므로 데쳐서 물에 헹군다. 참소리쟁이와 마찬가지로 너무 많이 먹지 않도록 한다.

- **채취시기** 11∼5월.
- **채취장소** 들이나 집 근처의 다소 습한 곳.
- **잎모양** 긴 타원형 모양의 피침형.
- **생태** 다년생풀.   • **분포** 전국.

- **이용부위** 로제트잎, 어린 줄기.
- **이용방법** 데친 후 무침.

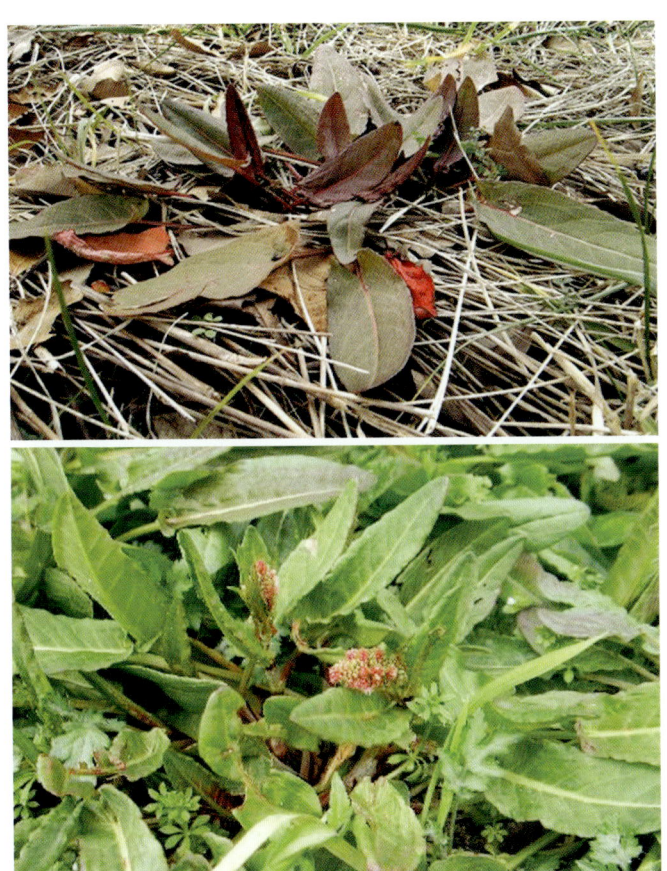

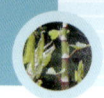

호장근

산지에서 자란다. 뿌리줄기가 옆으로 자라면서 새싹이 돋아 포기를 형성하며 높이 1m 내외로 자란다. 잎 끝이 짧게 뾰족하고 밑은 절저(截底)이며 가장자리는 파상(波狀)이다. 껍질을 벗긴 어린싹을 생으로 씹어 먹으면 시큼한 즙이 입 안에 가득 찬다. 잎이 돋지 않은 어린 줄기를 채취한다. 껍질을 벗겨 데친 후 물에 헹군다. 호장도 수산이 많으므로 너무 많이 먹지 않도록 한다. 많이 채취해서 소금절임을 해 놓으면 조금씩 오랫동안 먹을 수 있다.

- **채취시기**   4~5월.
- **채취장소**   볕이 잘 드는 산기슭.
- **잎모양**   넓은 계란 모양.
- **생태**   다년생풀.   • **분포**   전국.

- 이용부위   어린 싹, 어린 줄기.
- 이용방법   데친 후 무침 · 절임.

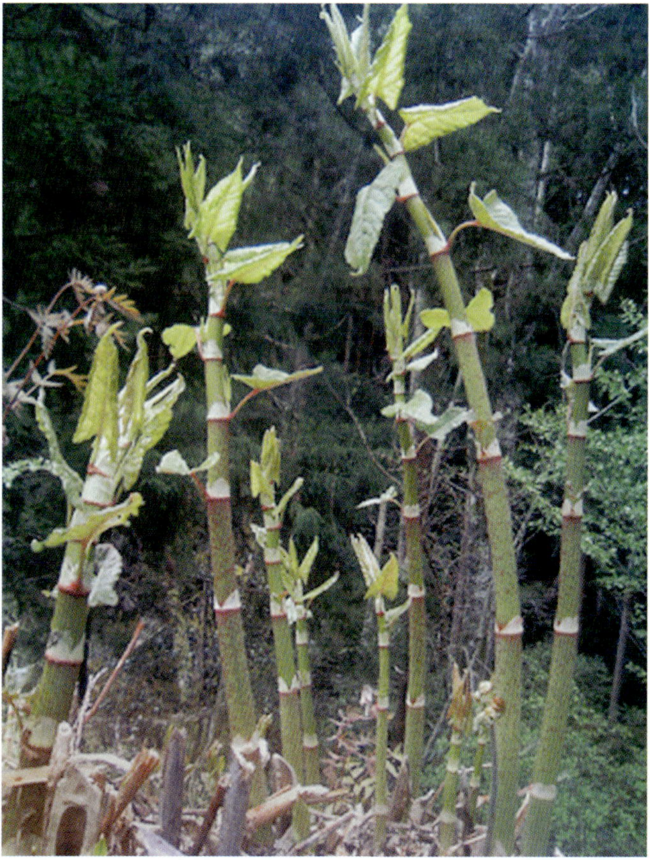

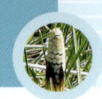

뱀밥

뱀밥은 속새과의 양치식물인 쇠뜨기의 포자를 만들기 위한 줄기(포자줄기)이다. 따라서 뱀밥은 쇠뜨기보다 먼저 땅속줄기에서 뻗어 나온다. 뱀밥이 마를 무렵 쇠뜨기가 나온다. 포자의 깃털이 열리지 않은 어린 줄기를 뿌리 부근에서부터 채취한다. 성가시지만 마디의 겉껍질을 벗겨서 요리한다. 냄새는 없으며, 살짝 데쳐서 무침 등으로 먹는다.

- 채취시기   3~4월.
- 채취장소   초원, 논두렁 등.
- 잎모양   없음. 크기는 뱀밥은 8~35cm, 쇠뜨기는 20~40cm..
- 생태   다년생풀.   • 분포   전국.

- 이용부위   포자 줄기.
- 이용방법   데친 후 무침 · 절임 · 튀김 등.

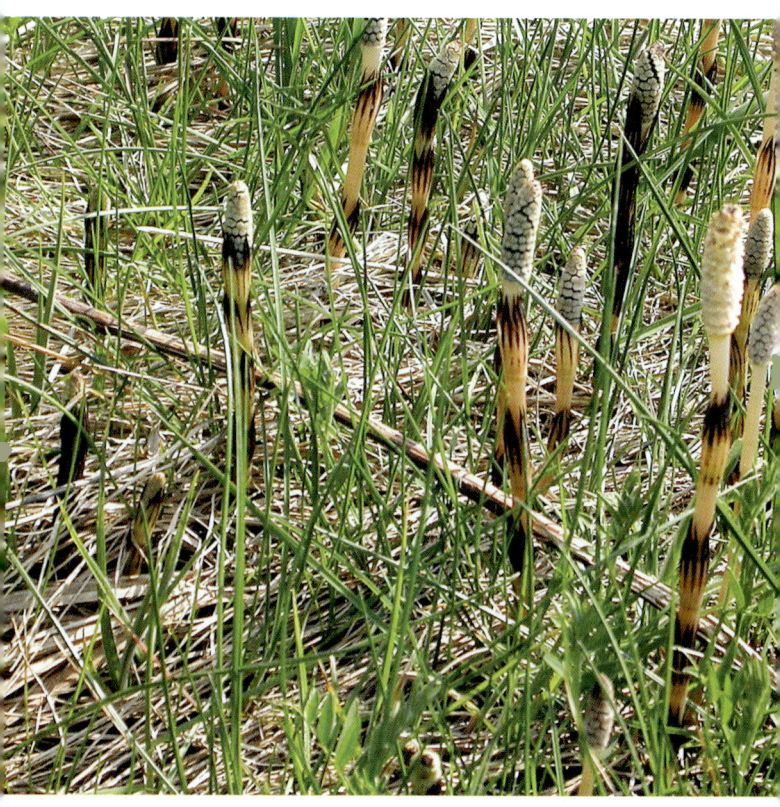

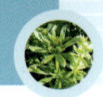

갈퀴덩굴

가시랑쿠라고도 한다. 원줄기는 길이가 60~90cm로 네모지고, 각 능선(稜線)에 밑으로 향한 가시털이 있어 다른 물체에 잘 붙는다. 우리나라 곳곳의 길가와 빈터에 덩굴처럼 자란다. 봄에 어린순을 나물로 해서 먹는다. 한방에서는 7~9월에 전초를 채취하여 말린 것을 산완두(山豌豆)라 하며, 타박상 및 통증·신경통·임질의 혼탁뇨·혈뇨·장염, 종기 등의 치료에 사용한다.

- 채취시기   4~5월.
- 채취장소   길가 또는 빈터.
- 잎모양   좁은 피침형 또는 넓은 선형으로 길이 1~3cm.
- 생태   1~2년생풀.   • 분포   전국.

- 이용부위   어린순.
- 이용방법   데친 후 무침.

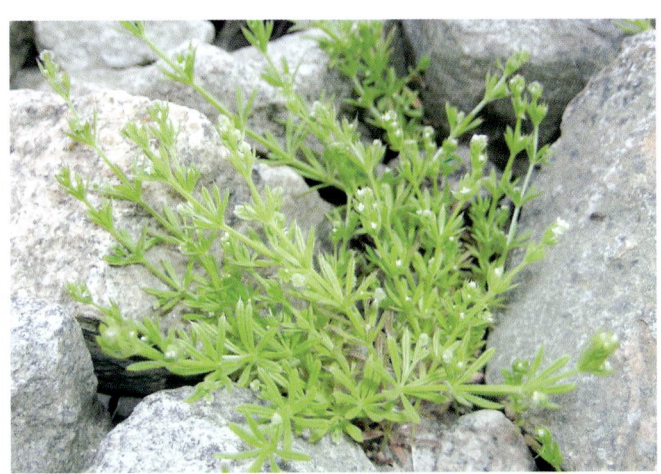
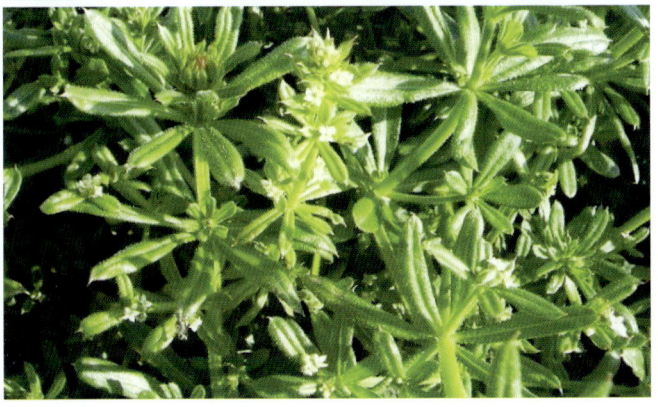

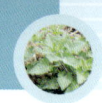

개박하

돌박하라고도 한다. 산과 들에서 자란다. 줄기는 다소 뭉쳐 나며 곧게 서고 위쪽에서 가지를 많이 친다. 봄에 어린 잎을 나물로 먹는다. 박하 같은 향기와 맛을 낸다. 민간에서는 감기에 걸리고 열이 있을 때 차로 끓여 마시거나 조미료로 이용하고, 한방에서 꽃줄기와 잎을 중풍 치료와 흥분제로 사용한다.

- 채취시기   4~5월.
- 채취장소   길가 또는 빈터.
- 잎모양   삼각상의 난형이고 길이 3~6cm.
- 생태   다년생풀.   • 분포   전국.

- 이용부위   어린잎.
- 이용방법   데친 후 무침.

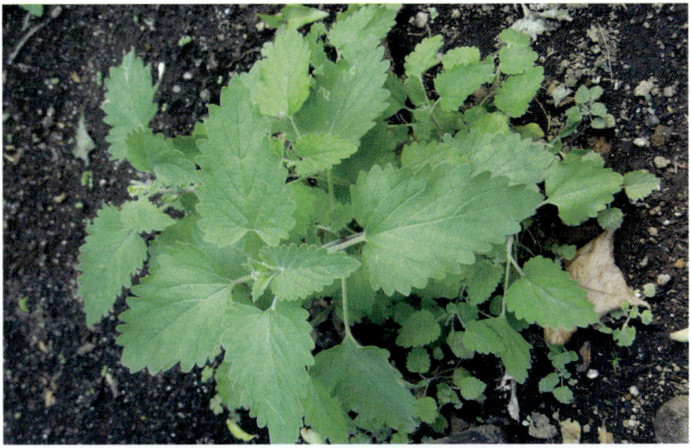

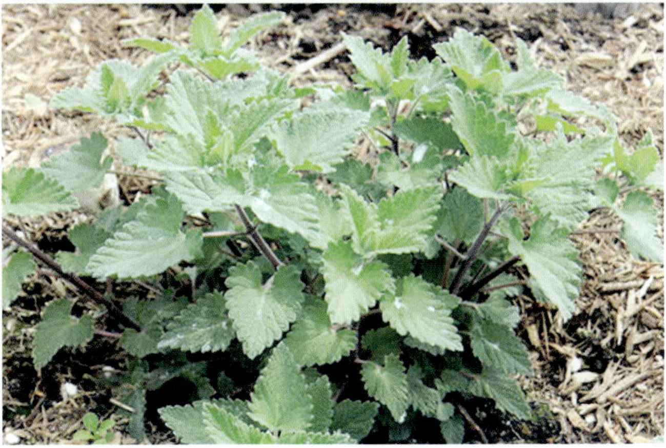

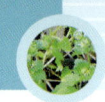

광대나물

전국 각지의 햇빛이 잘 드는 비옥한 땅에서 자란다. 잎 모양은 밑부분의 것은 지름이 1~2cm로서 엽병이 길며 원형이고, 윗부분의 것은 엽병이 없으며 반원형이고 양쪽에서 원줄기를 완전히 둘러싸며 가장자리에 톱니가 있다. 마치 남사당패의 무동이 어깨 위에서 춤추는 모습처럼 꽃이 피어난다. 광대나물의 씨는 싹이 잘 트고 오래 생존하며 바람·비·동물을 통해 퍼져나간다. 어린잎을 나물로 먹는다. 민간에서는 지혈제로 쓰이기도 한다.

- **채취시기** 3~5월.
- **채취장소** 햇빛이 잘 드는 비옥한 땅.
- **잎모양** 원형 또는 반원형, 길이 1~2cm.
- **생태** 다년생풀. **분포** 전국.

- 이용부위 어린잎.
- 이용방법 데친 후 무침.

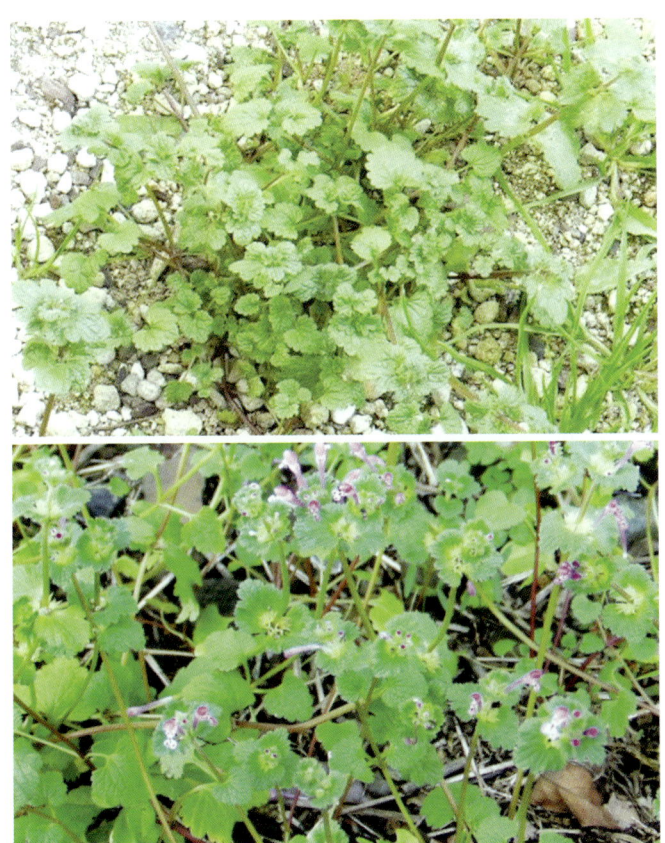

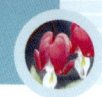

금낭화

산지의 돌무덤이나 계곡에 자라는데, 꽃이 아름다워 관상용으로도 심는다. 오래전 어느 산골에 가난한 며느리가 밥을 짓고 나서 밥맛을 보는데, 갑자기 엄한 시어머니가 부엌으로 들어오자 밥풀이 목에 걸려 죽었단다. 이 며느리가 죽은 돌무덤에 난 풀이 금낭화라는 전설이 있다. 꽃을 자세히 들여다보면 마치 목구멍에 걸린 밥알 모양 같은 것이 보인다. 봄에 어린잎을 채취하여 삶아서 나물로 먹는다.

- **채취시기**   4~5월.
- **채취장소**   산지의 돌무덤이나 계곡.
- **잎모양**   쐐기형, 길이 3~6cm.
- **생태**   다년생풀.   • **분포**   전국.

- **이용부위**   어린잎.
- **이용방법**   데친 후 무침.

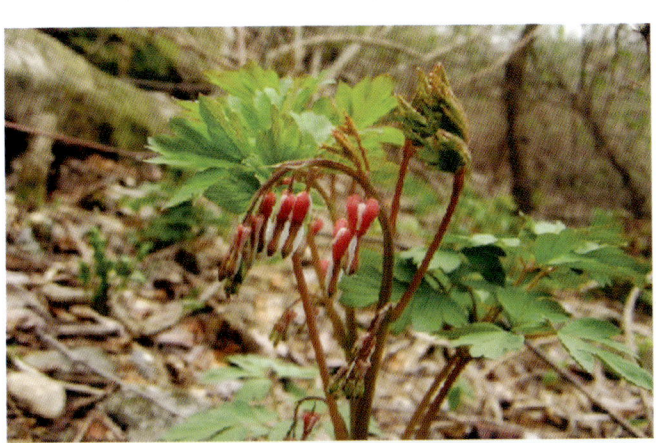
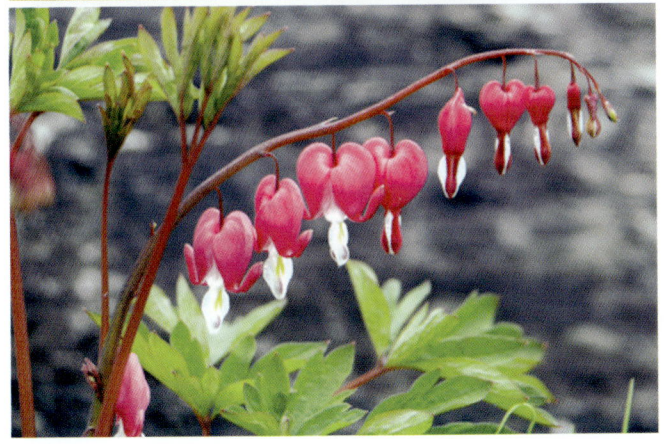

금불초

습한 땅에서 자란다. 뿌리줄기가 뻗으면서 번식하는데 높이는 30~60cm이고, 전체에 털이 나며 줄기는 곧게 선다. 어린잎을 따서 묵나물로 해서 먹거나 된장국을 끓여 먹는다. 맵고 쓴맛이 강하므로, 데친 다음 하루 이틀 찬물로 우려내고 먹는다. 생약의 선복화(旋覆花)는 이 꽃을 말린 것으로 거담·진해·건위·진정 등의 효능이 있다. 전초와 뿌리도 각각 금불초?금불초근이라 하여 약용한다.

- 채취시기　4~6월.
- 채취장소　산야의 습한 땅.
- 잎모양　피침형 또는 긴 타원형으로 길이 5~10cm.
- 생태　다년생풀.　・분포　전국.

- 이용부위　어린잎.
- 이용방법　데친 후 무침.

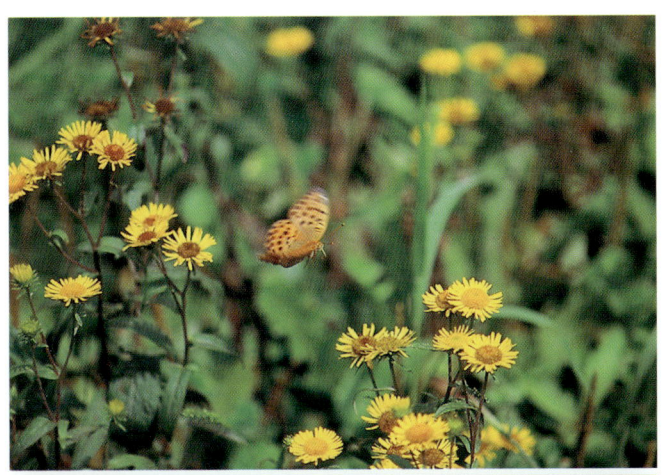
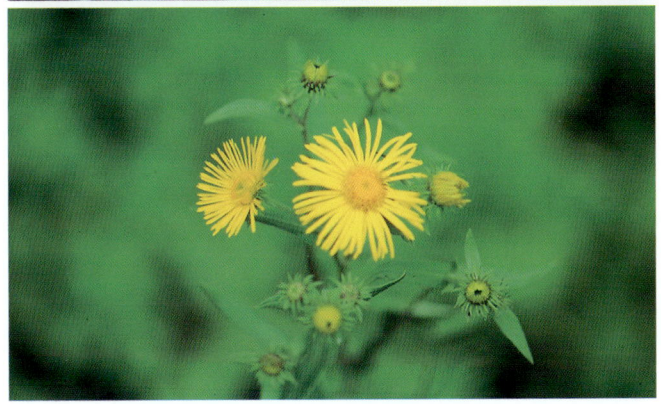

기린초

기린초는 돌나물과에 속하는 여러해살이풀이다. 전국 산지의 양지바른 바위틈에서 주로 자라는데, 키가 20cm 정도 되는 여러 개의 줄기가 모여 포기를 만들고, 이들이 다시 모여 작은 무리를 만든다. 잎모양은 도란형 또는 넓은 도피침형이며, 끝은 둥글고 기부는 좁아져서 줄기에 붙는다. 잎의 길이는 2~4cm, 폭은 1~2cm 정도. 어린잎과 줄기를 가볍게 데쳐서 나물로 먹는다. 맛이 담백하다.

- 채취시기   4~5월.
- 채취장소   산지의 양지바른 바위틈.
- 잎모양   도란형 또는 넓은 도피침형. 길이 2~4cm.
- 생태   다년생풀.   • 분포   전국.

- 이용부위   어린잎.
- 이용방법   데친 후 무침.

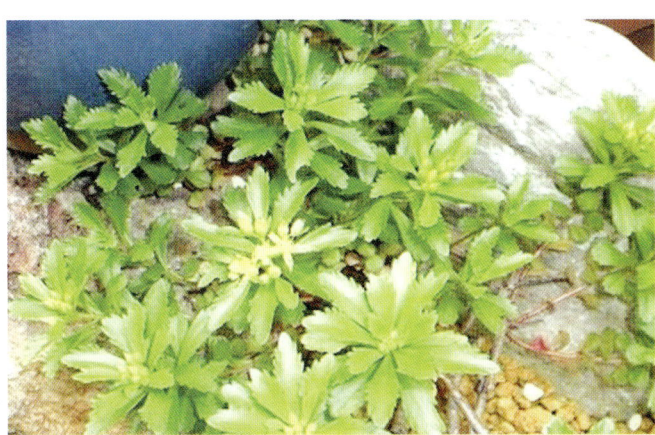

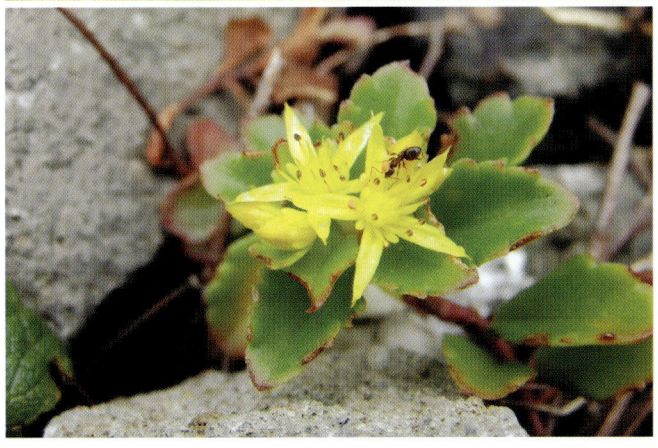

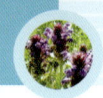

꿀풀

가지골나물이라고도 한다. 산기슭의 햇볕이 잘 드는 풀밭에서 자란다. 전체에 짧은 흰털이 흩어져 난다. 줄기는 네모지고 다소 뭉쳐나며 곧게 서고 높이는 30cm 정도이고, 밑부분에서 기는 줄기가 나와 뻗어나간다. 잎은 마주나고 잎자루가 있으며, 가장자리는 밋밋하거나 톱니가 있다. 봄에 어린순을 식용한다. 생약 하고초(夏枯草)는 꽃이삭을 말린 것이며, 한방에서는 임질·결핵·종기에 약으로 쓰고 소염제·이뇨제로도 쓴다.

- 채취시기   4~5월.
- 채취장소   산기슭의 볕이 잘 드는 풀밭.
- 잎모양   긴 타원형, 길이가 2~5cm.
- 생태   다년생풀.   • 분포   전국.

- 이용부위   어린순.
- 이용방법   데친 후 무침.

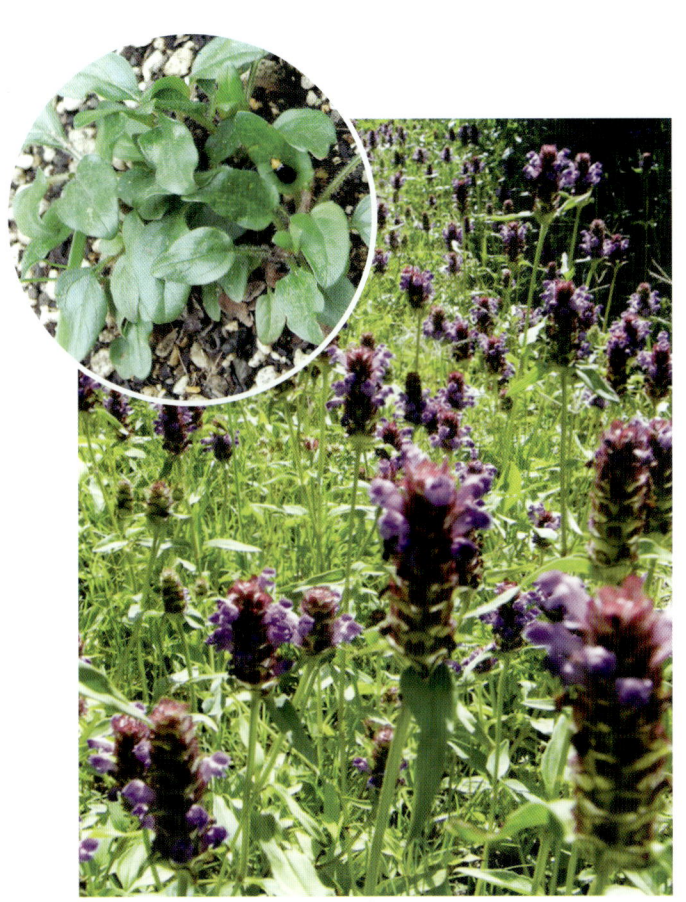

141

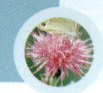

엉겅퀴

가시나물이라고도 한다. 산이나 들에서 자란다. 줄기는 곧게 서고, 전체에 흰털과 더불어 거미줄 같은 털이 있다. 엉겅퀴의 종류는 50종 이상이나 되며, 모두 뿌리나 잎을 이용할 수 있다. 엉겅퀴는 종류를 분간하기 어렵지만, 먹을 때 종류를 신경 쓰지 않아도 된다. 장소나 시기에 따라 맛이나 쓴 정도가 다르다. 줄기는 데쳐서 껍질을 벗기고, 뿌리는 잘 씻어서 그대로 요리한다. 가시와 쓴맛이 있으며, 채취를 할 때에는 목장갑과 나이프가 필요하다.

- **채취시기** 봄~초여름(순, 줄기), 봄~가을(뿌리).
- **채취장소** 산야의 초지.
- **잎모양** 새털처럼 갈라져 있으며 가시가 있다.
- **생태** 다년생풀.   • **분포** 전국.

- 이용부위 어린순 · 어린 줄기 · 뿌리.
- 이용방법 생채무침 · 데친 후 무침.

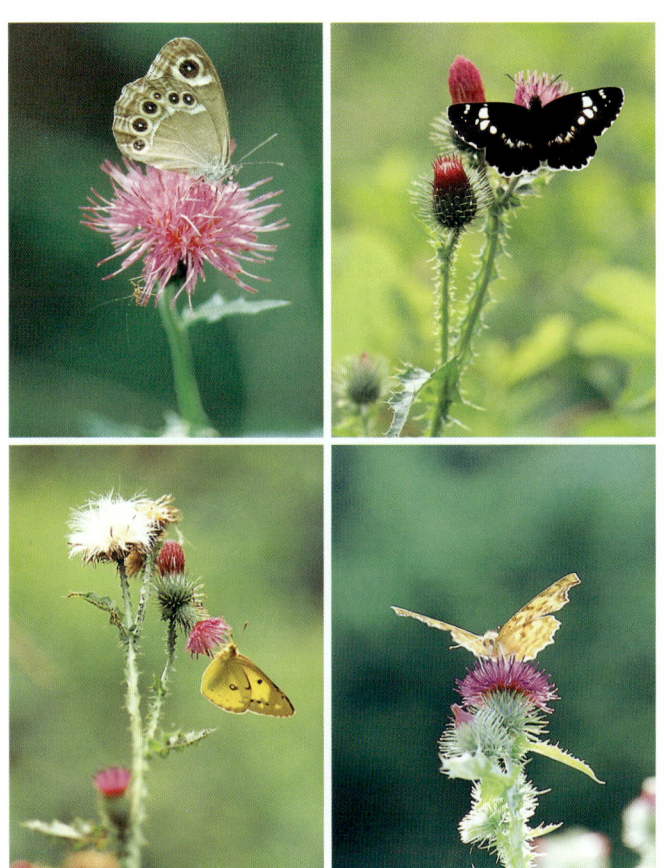

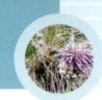

뻐꾹채

뻐꾹새가 울기 시작할 무렵 꽃이 피는 나물이라 하여 뻐꾹채라 부른단다. 봄에 어린잎은 삶아서 우렸다가 나물로 무쳐 먹거나 기름에 볶아 먹는다. 꽃줄기와 잎자루도 껍질을 벗겨 삶아 먹는다. 채 피지 않은 꽃봉오리도 따서 까실까실한 갈색의 비늘을 벗겨 버리고 살짝 데쳐 썰어서 샐러드나 초고추장에 찍어 먹거나 볶아 먹는다. 뻐꾹채는 엉겅퀴와 모습이 유사하지만 가시가 없다.

- 채취시기   봄~초여름(순, 줄기), 봄~가을(뿌리).
- 채취장소   산야의 초지.
- 잎모양   피침상 긴 타원형, 길이 15~50cm.
- 생태   다년생풀.   • 분포   전국.

- 이용부위   어린잎 · 어린 줄기 · 꽃봉오리.
- 이용방법   데친 후 무침 · 볶음 등.

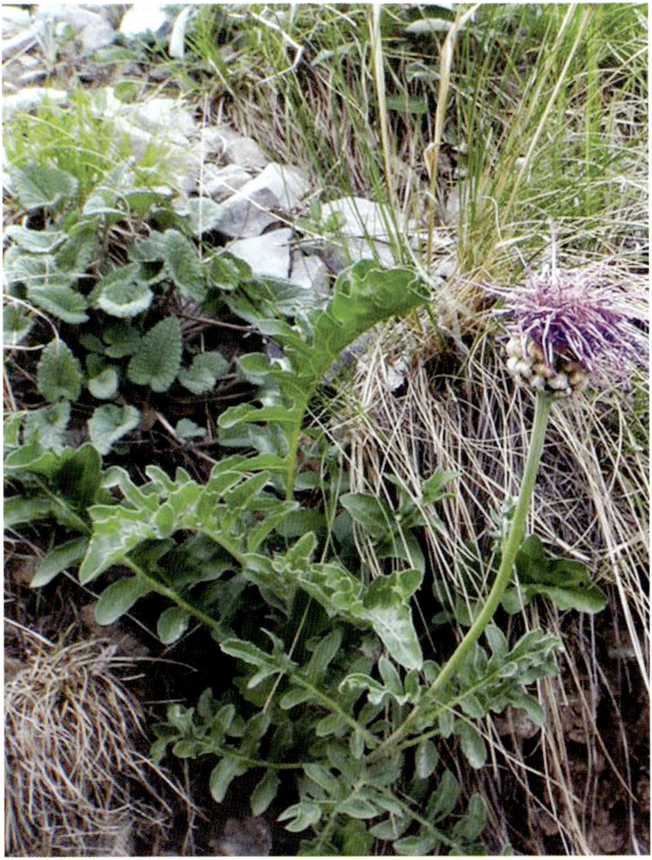

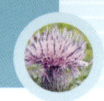

산비장이

꽃이 엉겅퀴와 비슷하다. 그러나 꽃만 비슷할 뿐 엉겅퀴처럼 날카로운 가시는 없고, 잎의 모양이 확연하게 다르다. 뿌리에 달린 잎은 달걀 모양 긴 타원형으로서 끝이 뾰족하고 깃처럼 완전히 갈라진다. 갈래 조각은 타원형이고, 줄기에 달린 잎은 뿌리에 달린 잎과 비슷하지만 위로 갈수록 크기가 작아진다. 이른 봄에 어린잎을 나물로 먹는데 맛이 쓰고 떫기 때문에 데쳐서 찬물에 우려낸 다음, 국에 넣거나 들기름·참기름을 쳐서 무쳐 먹는다.

- **채취시기** 4~5월.
- **채취장소** 산지나 들.
- **잎모양** 달걀 모양 긴 타원형, 길이 11~30cm.
- **생태** 다년생풀.   • **분포** 전국.

- **이용부위** 어린잎.
- **이용방법** 데친 후 무침.

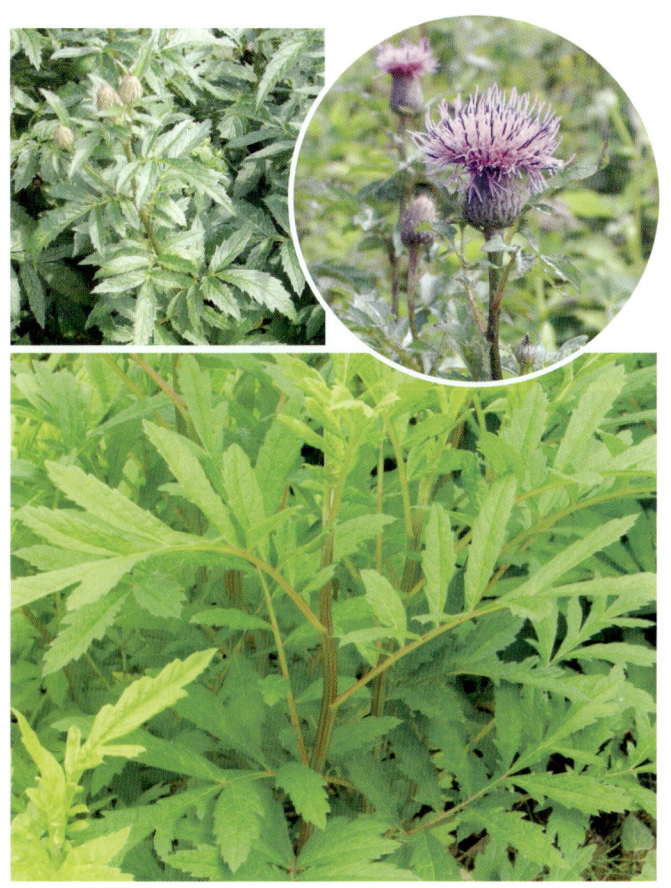

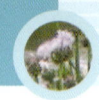

지칭개

밭이나 들에서 자란다. 줄기는 곧게 서고 높이는 60～80cm이며, 윗부분에서 많은 가지가 갈라진다. 뿌리에서 나온 잎은 꽃이 필 때 말라 없어지고, 줄기 밑부분에 달린 잎은 바소꼴의 긴 타원형의 모양이며 길이는 7～21cm이고, 뒷면에 흰색 털이 빽빽이 있고, 가장자리에 톱니가 있으며, 깃꼴로 갈라진다. 어린잎은 식용하고, 한방에서는 뿌리를 제외한 식물체 전체를 약재로 쓴다.

- **채취시기**   4～5월.
- **채취장소**   주로 낮은 곳의 산과 들.
- **잎모양**   바소꼴의 긴 타원형, 길이 7～21cm.
- **생태**   2년생풀.   • **분포**   전국.

- 이용부위   어린잎.
- 이용방법   데친 후 무침.

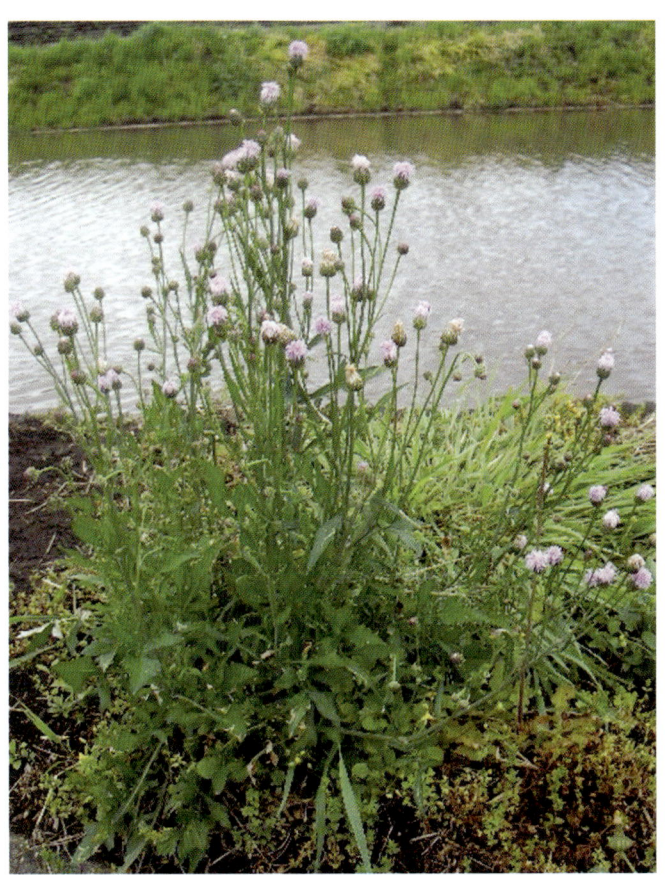

뽀리뱅이

다소 그늘진 길가 또는 숲가에서 자란다. 뿌리에서 나온 잎은 로제트형으로 비스듬히 퍼지고, 가장자리가 무의 잎처럼 갈라지는데, 끝의 갈래 조각이 제일 크고 옆갈래 조각은 밑으로 갈수록 점차 작아진다. 줄기에는 잎이 없거나 1~4개가 달리는데, 깃꼴로 갈라지며 뿌리에서 나온 잎과 비슷하다. 꽃은 지름 7~8mm의 노란 꽃이 많이 달리고 5~10월 무렵까지 핀다. 어린잎을 데쳐 나물로 무쳐 먹는다.

- **채취시기**   3~5월.
- **채취장소**   다소 그늘진 길가 또는 숲가.
- **잎모양**   로제트형, 길이 길이 8~25cm.
- **생태**   2년생풀.   • **분포**   전국.

- 이용부위   어린잎.
- 이용방법   데친 후 무침.

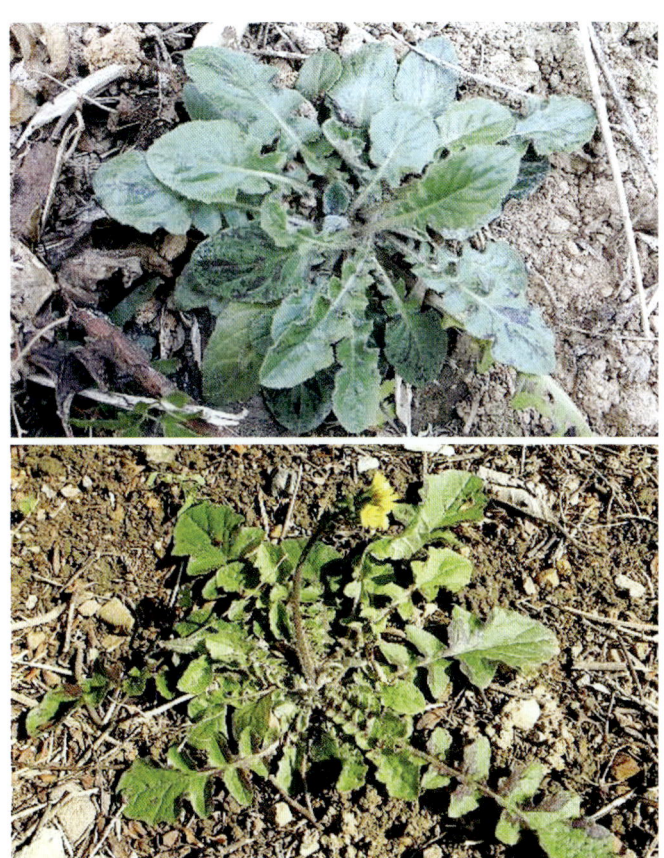

절국대 _ 음행초

전국 각지의 양지바른 풀밭에서 자라는 반기생성 한해살이풀로 높이는 30~50㎝이고, 뭉툭하게 네모진 줄기에는 짧은 털이 있다. 좁은 달걀 모양의 잎은 마주나며, 잎 가장자리는 밋밋하다. 꽃은 삭과이며 7~8월에 붉은색으로 핀다. 꽃부리는 입술 모양인데 윗입술꽃잎은 겉에 긴 털이 있고 아랫입술꽃잎은 안쪽에 2개의 주름살이 돌출되어 있다. 어린잎을 나물로 먹고, 풀 전체를 한방에서 영인진(鈴茵陳)이라고 하며, 산후의 지혈·이뇨·수종에 사용한다.

- 채취시기   4~6월.
- 채취장소   양지바른 풀밭.
- 잎모양   선상 피침형, 길이 2~3.5cm.
- 생태   1년생풀.   • 분포   전국.

- 이용부위   어린잎.
- 이용방법   데친 후 무침.

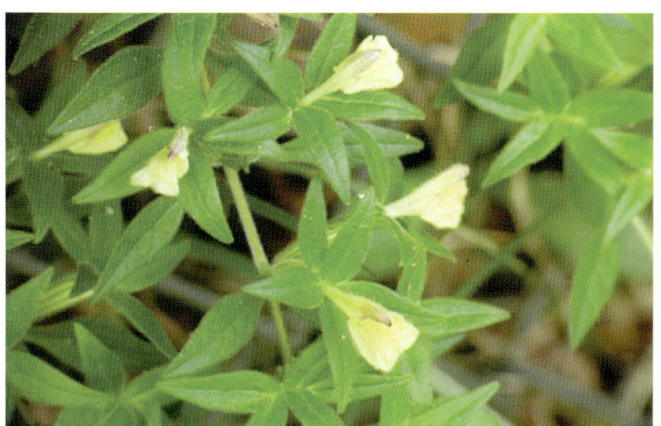

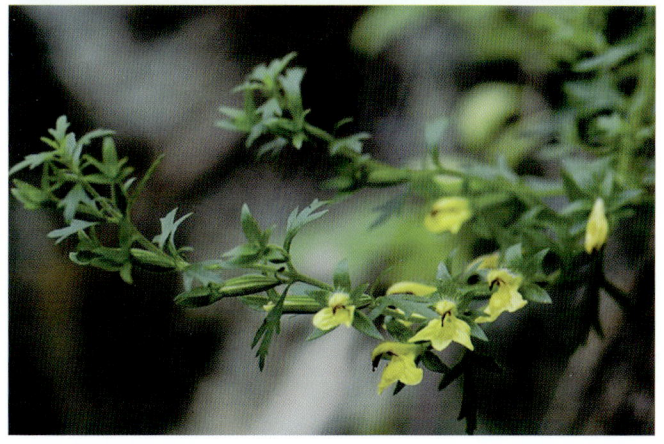

뱀무

뱀무는 우리나라 울릉도와 중부 이남 지방의 산비탈, 초원, 길가 등에 자생하는 다년생풀이다. 잎의 모양은 난상 원형 또는 심장형이고, 길이와 폭이 각 3~6cm이며, 흔히 3개로 갈라지고, 가장자리에 톱니가 있다. 어린잎을 나물로 먹는다. 한방과 민간에서는 전초를 위궤양·고혈압·치혈 등의 약재로 사용해 왔다.

- **채취시기**   3~5월.
- **채취장소**   산비탈, 초원, 길가 등.
- **잎모양**   난상 원형 또는 심장형, 길이 3~6cm.
- **생태**   다년생풀.
- **분포**   울릉도와 중부 이남지방.

- 이용부위   어린잎.
- 이용방법   데친 후 무침.

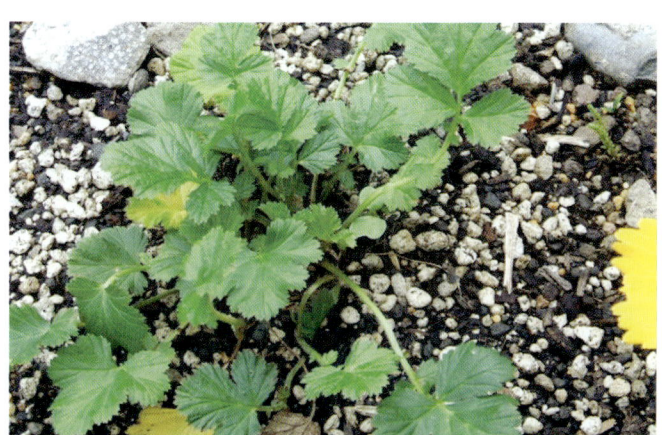
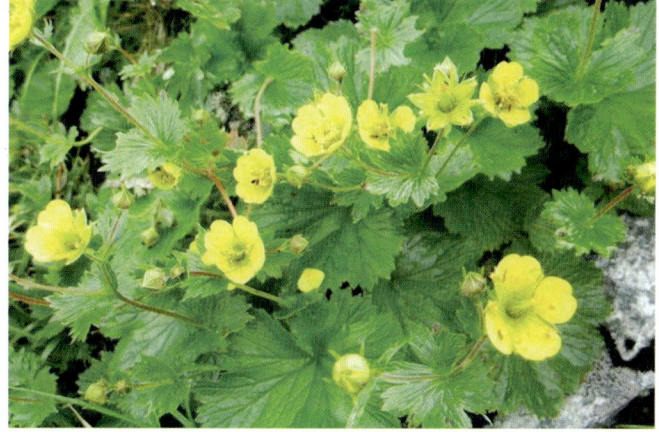

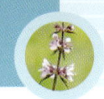

석잠풀

산과 들의 습지에서 자란다. 땅속줄기는 옆으로 길게 벋고 흰색이며, 줄기는 곧게 서는데, 횡단면이 사각형이고 모서리를 따라 밑을 향한 센털이 있다. 잎은 마주나고, 가장자리에 톱니가 있다. 꽃은 6~9월에 연한 붉은색으로 피고 가지와 줄기 윗부분의 마디마다 층층이 돌려난다. 줄기의 모서리와 잎 뒷면의 주맥에 털이 있는 것을 개석잠풀, 전체에 털이 많은 것을 털석잠풀이라고 한다. 어린잎은 데쳐서 나물로 먹으며, 한방에서는 전초를 해열·해수·태독·진통·정혈·복통 등에 약재로 쓴다.

- **채취시기**   4~5월.
- **채취장소**   산과 들의 습지.
- **잎모양**   피침형, 길이 4~8cm.
- **생태**   다년생초.   • **분포**   전국.

- **이용부위** 어린잎.
- **이용방법** 데친 후 무침.

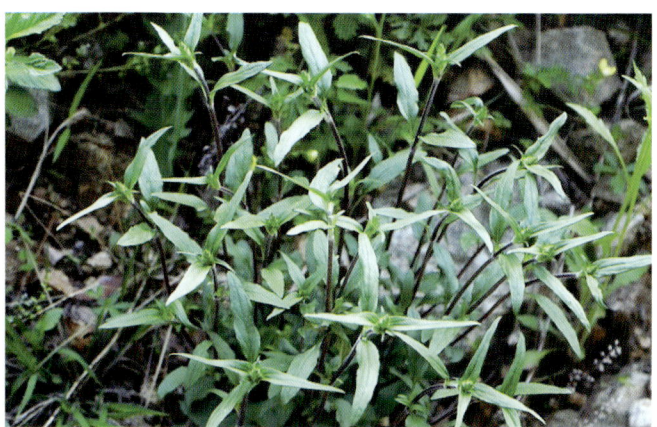

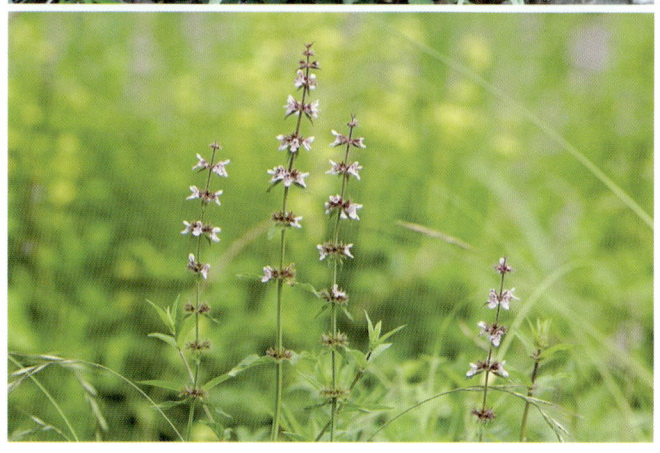

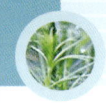

솔나물

햇빛이 잘 드는 숲가의 풀밭 언덕, 특히 무덤이 넓게 펼쳐진 곳에서 무더기로 자란다. 8~10개씩 돌려나는 잎이 마치 솔잎처럼 생겨서 솔나물이라 부르는데, 잎의 모양은 길이는 2~3cm, 나비는 1.5~3mm로서 선형이고, 끝이 뾰족하고 뒷면에 털이 있다. 방향성 식물로 꽃에서 향기가 난다. 꽃이 피기 전까지 어린잎을 데쳐서 나물로 먹거나 국과 찌개에 넣어 먹는다.

- 채취시기 4~5월.
- 채취장소 산지 가장자리 양지.
- 잎모양   선형, 길이 2~3cm, 8~10개가 돌려난다.
- 생태   다년생풀.   • 분포   전국.

- 이용부위 어린잎.
- 이용방법 데친 후 무침 · 국거리 · 찌개 등.

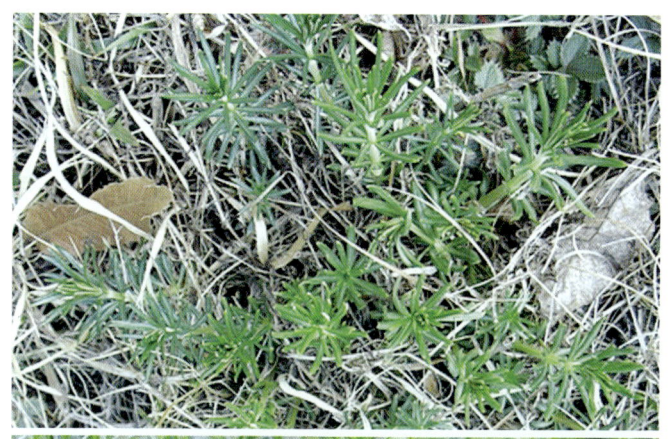

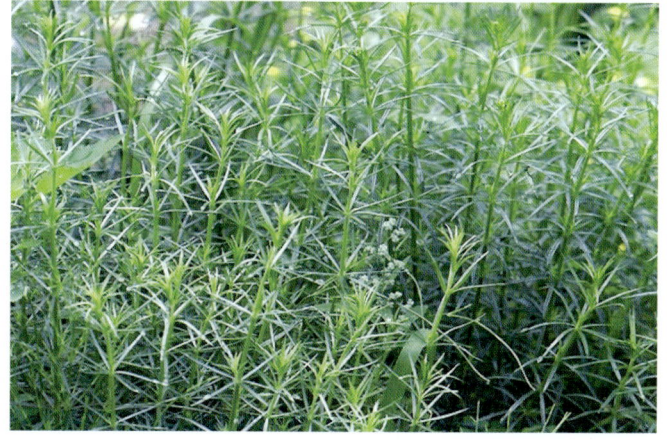

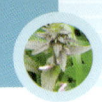

송이풀

쌍떡잎식물 통화식물목 현삼과의 여러해살이풀로, 마뇨소(馬尿燒)라고도 한다. 깊은 산 숲속에서 자란다. 줄기는 밑에서 여러 대가 나와 함께 높이가 30~60cm까지 자라며, 밑에서 가지가 갈라진다. 잎은 어긋나거나 마주 달리고, 달걀 모양이며 가장자리에 규칙적인 겹톱니가 있다. 잎 끝은 뾰족하나 밑부분이 갑자기 좁아지고 잎자루는 짧다. 어린잎을 데쳐서 나물로 먹거나 국과 찌개에 넣어 먹는다.

- **채취시기**   4~6월.
- **채취장소**   깊은 산 숲속.
- **잎모양**   달걀 모양, 길이 4~9cm.
- **생태**   다년생초.   • **분포**   전국.

- 이용부위   어린잎.
- 이용방법   데친 후 무침 · 국거리 · 찌개 등.

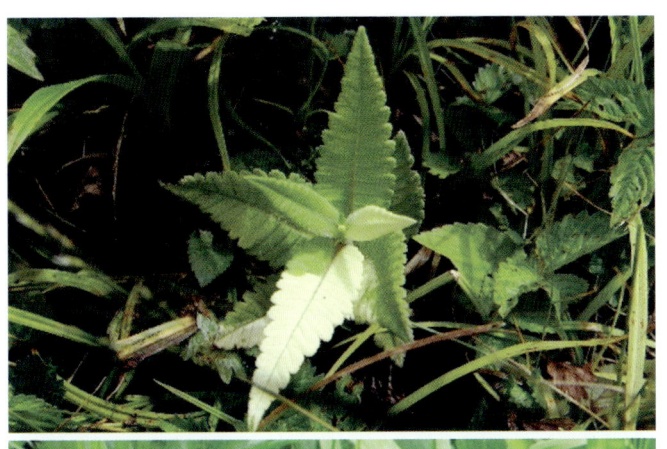

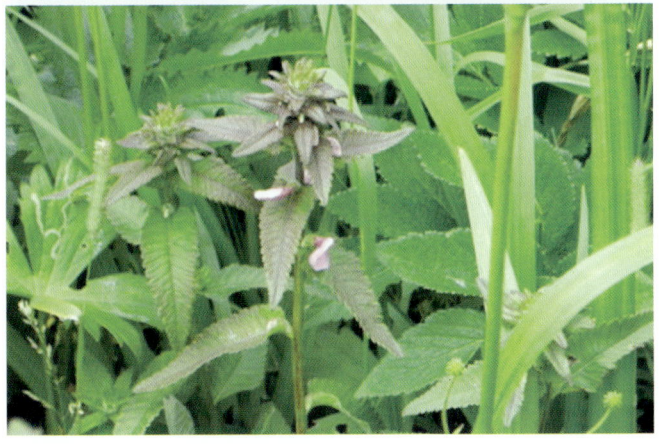

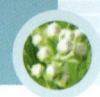

옹굿나물

빈터나 냇가 근처에서 자라는 여러해살이풀이다. 키가 30~100cm 정도로 직선으로만 자란다. 줄기는 곧게 서고 윗부분에 잔털이 빽빽이 난다. 잎은 어긋나고 약간 두꺼우며, 뒷면은 약간 흰색이고 점과 잔털이 있다. 처음에 나온 잎은 꽃이 필 때까지 그대로 남아 있으며, 선상 피침형이고 끝이 좁으며 길이는 5~12cm이고, 나중에 나온 잎은 길이가 2~3cm이다. 어린순을 나물로 무쳐서 먹는데, 희귀종이다.

- 채취시기   5~6월.
- 채취장소   냇가 근처 풀밭.
- 잎모양   선상 피침형, 길이 2~12cm.
- 생태   다년생풀.   • 분포   전국.

- 이용부위   어린잎.
- 이용방법   데친 후 무침 · 국거리 · 찌개 등.

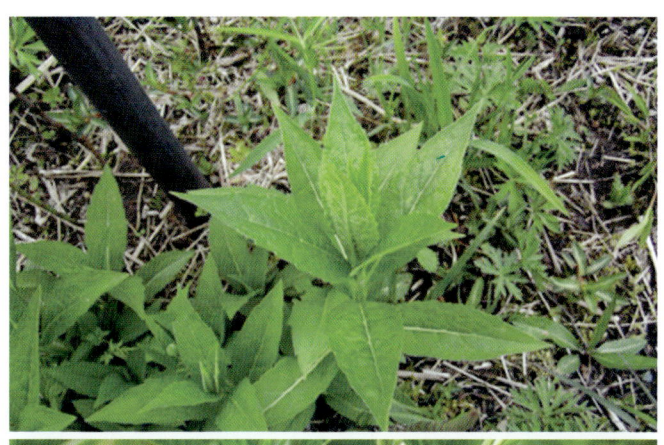
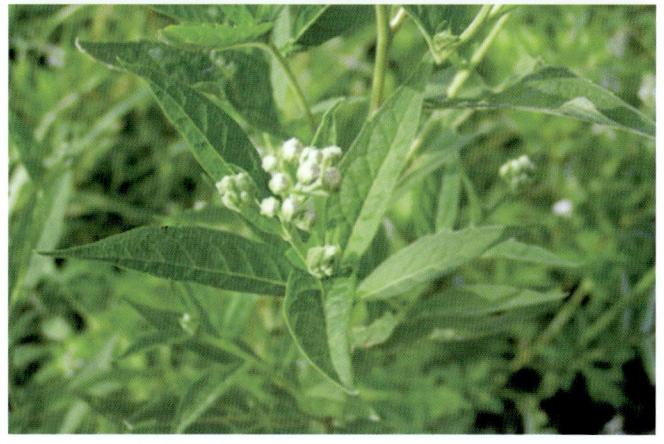

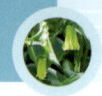

윤판나물

중부 이남 지방의 지대가 낮은 숲속 그늘진 곳이나 물기가 많은 자갈밭에서 많이 자생한다. 이른 봄에 어린순을 데쳐서 나물로 먹거나 국을 끓여 먹는다. 부드럽고 맛이 좋으나, 많이 먹으면 설사를 한다. 데친 후 찬물로 충분히 우려낸 다음 조리한다. '귀틀집'의 지리산 주변의 방언이 '윤판집'인데, 생김새가 그와 닮아서 이름이 '윤판나물'로 되었다는 설이 있다.

- 채취시기　3~4월.
- 채취장소　습기가 있는 그늘진 숲속.
- 잎모양　긴 타원형, 길이 5~15cm.
- 생태　다년생풀.　• 분포　중부 이남 지방.

- 이용부위　어린순.
- 이용방법　데친 후 무침 · 국거리 · 찌개 등.

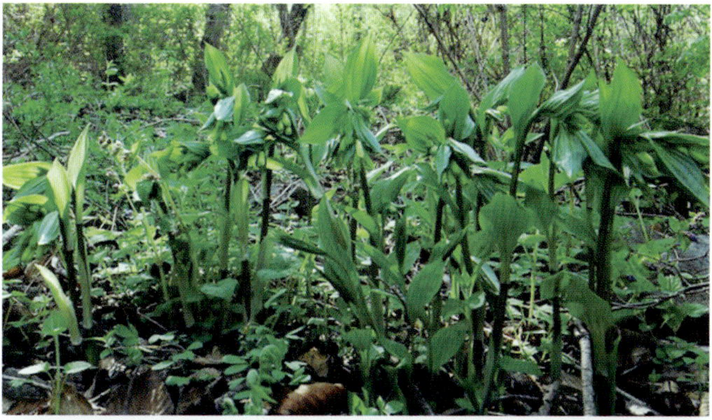

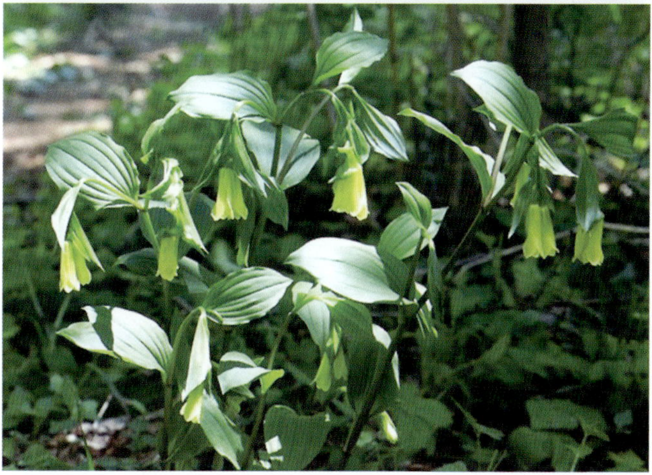

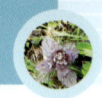

조개나물

양지바른 야트막한 산이나 들에서 자란다. 높이는 약 30cm 정도로 자라고 줄기는 곧게 서고, 백색의 긴 털이 빽빽하게 나 있다. 잎은 마주나며, 줄기잎은 길이 5cm 정도의 달걀 모양이다. 잎자루가 없고, 가장자리에 물결 모양의 톱니가 있다. 어린잎은 봄나물로 먹고, 꽃이 달린 원줄기와 잎은 한방에서 고혈압·감기 등에 약재로 쓰며, 이뇨제로도 사용한다.

- **채취시기**   3~4월.
- **채취장소**   양지바른 야트막한 산이나 들.
- **잎모양**   긴 타원형, 길이 7~20cm.
- **생태**   1년생풀.   • **분포**   중부 이남 지방.

- 이용부위   어린잎.
- 이용방법   데친 후 무침.

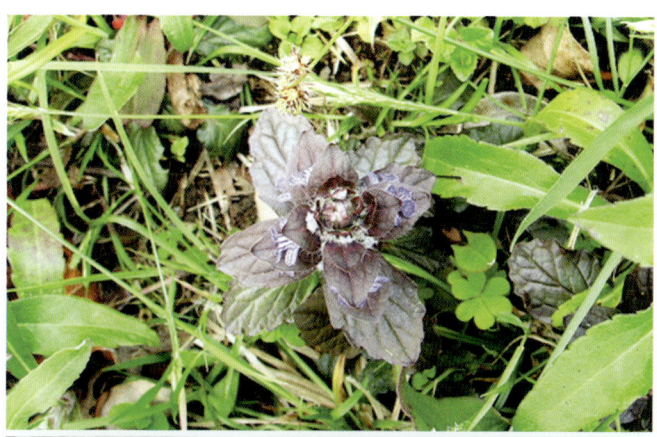
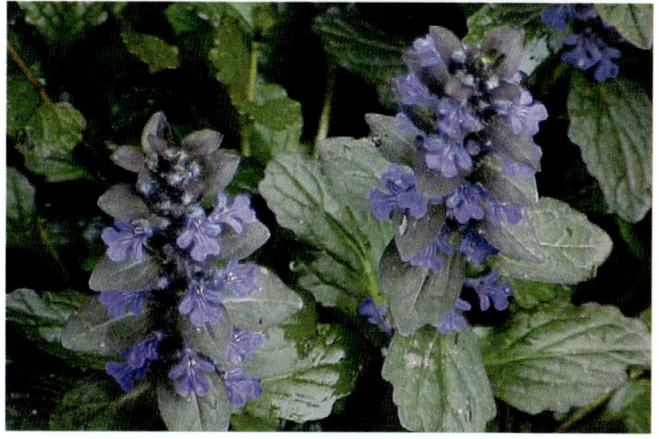

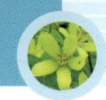

좁살풀

줄기는 곧추서서 가늘게 높이 큰다. 땅속줄기는 옆으로 뻗으며 자란다. 잎 모양은 피침형이며, 길이는 4~12cm이고, 잎 표면에 검은 점이 드문드문 있고, 뒷면 밑부분에 잔선모가 있으며, 양끝이 좁고 가장자리가 밋밋하다. 어린잎을 나물로 먹는다. 관상용으로 이용되고, 꽃이 피면 밀원식물(꿀벌이 꽃꿀을 찾아 날아드는 식물)로도 가치가 있다. 전초를 황련화(黃蓮花)라 하며 약용으로 쓰인다. 두통·불면에 좋은 효과가 있다.

- **채취시기**   4~5월.
- **채취장소**   햇볕이 잘 들지만 습한 땅.
- **잎모양**   피침형, 길이 4~12cm.
- **생태**   다년생풀.   • **분포**   전국.

이용부위   어린잎.
이용방법   데친 후 무침.

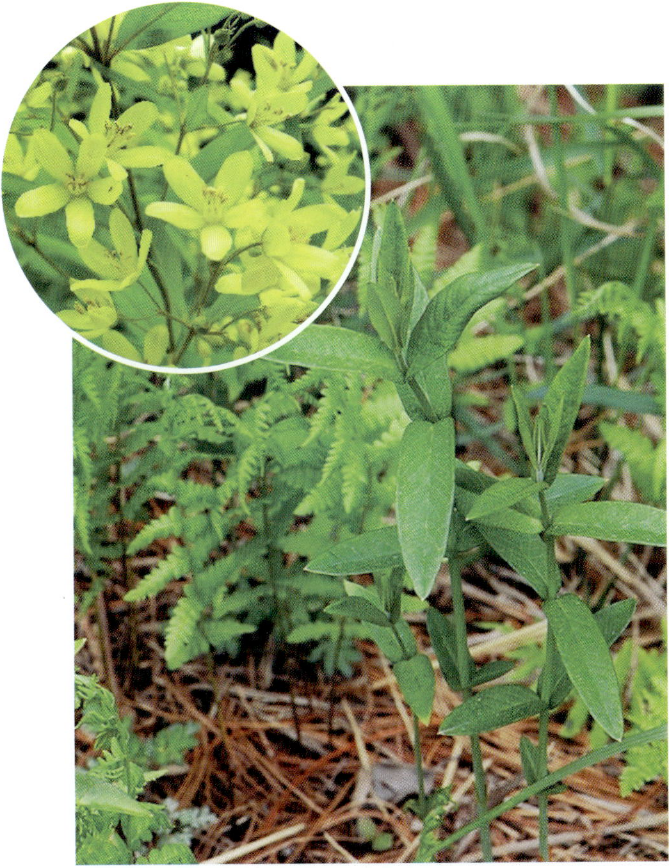

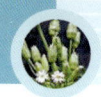

장구채

산과 들에서 자란다. 높이는 30~80cm이고 마디는 검은 자주색이 돈다. 잎은 마주나고 긴 타원형이며, 털이 약간 있으며 가장자리가 밋밋하다. 줄기는 곧고 길며 전체에 털이 없다. 줄기가 장구의 채처럼 보인다. 7월에 줄기 끝이나 잎겨드랑이에서 취산화서로 흰색의 꽃이 달린다. 봄에 어린잎을 나물로 먹으며, 한방에서는 전초를 종자와 같이 진통·지혈 등에 약재로 쓴다.

- **채취시기**   4~5월.
- **채취장소**   햇볕이 잘 드는 산이나 들.
- **잎모양**   긴 타원형, 길이 3~10cm.
- **생태**   2년생풀.   **분포**   전국.

- **이용부위**   어린잎.
- **이용방법**   데친 후 무침.

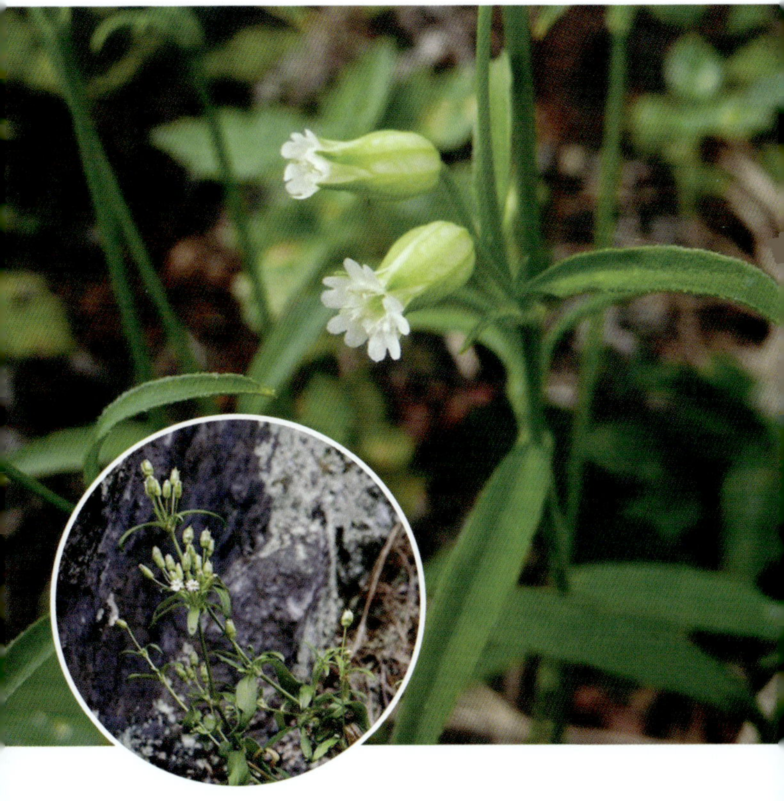

종지나물

밑동에서 순이 다보록하게 솟아난다. 미국으로부터 들어온 귀화식물로 한국 토착종인 제비꽃류와 비슷하게 생겼다. 높이가 20cm까지 자란다. 잎자루는 잎몸보다 길며, 잎 모양은 심장형이며, 끝은 약간 뾰족하고, 잎 가장자리에는 톱니가 있다. 어린잎을 나물로 먹는다. 열로 인한 일체의 종기, 피부가 헐어 생긴 발진, 살갗이 벌겋게 되면서 화끈거리고 열이 나는 병증에 전초를 짓찧어 붙이면 증상을 치료한다.

- 채취시기   3~4월.
- 채취장소   햇볕이 잘 드는 산이나 들.
- 잎모양   심장형, 길이 3~7cm.
- 생태   다년생풀.   • 분포   전국.

- 이용부위   어린잎.
- 이용방법   데친 후 무침.

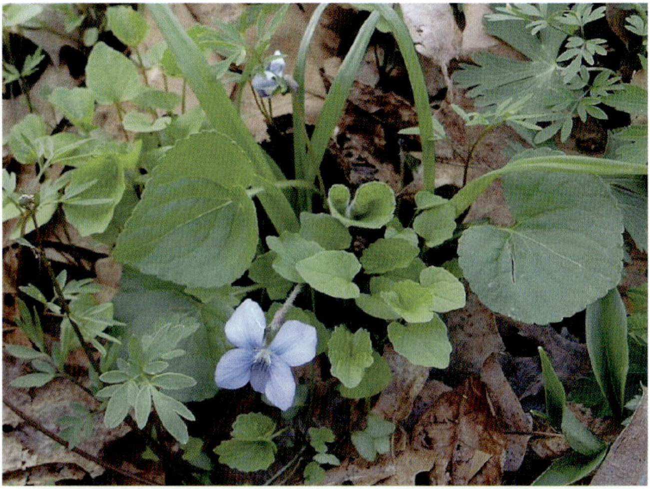

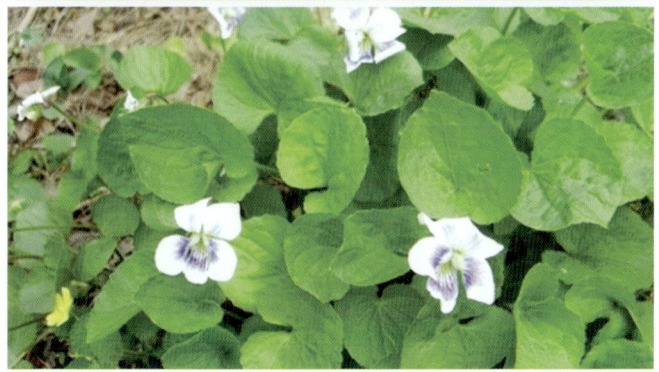

민들레

잎은 중심부의 부드러운 것을 먹는데 데쳐서 식용하며, 꽃은 시들기 쉬우므로 따면 바로 데쳐서 그대로 튀긴다. 뿌리는 얇게 깎아 물에 담아 두었다가 요리하는데, 쌉쌀한 맛이 난다. 뿌리를 말린 다음 볶아서 가루로 만든 민들레차는 향이 아주 좋다. 그루 밑동을 잡고 뿌리째 뽑으면 좋다. 뿌리는 땅 밑으로 쭉 뻗어나가기 때문에 뿌리를 채취할 때는 깊이 파 내려간다. 유럽에서는 민들레 샐러드가 고급 메뉴에 오른다.

- **채취시기** 연중.
- **채취장소** 산야의 초지.
- **잎모양** 깃털처럼 갈라져 있다.
- **생태** 다년생풀. • **분포** 전국.

- **이용부위** 어린잎 · 어린 줄기 · 꽃 · 뿌리.
- **이용방법** 생채무침 · 데친 후 무침 · 튀김 · 차 등.

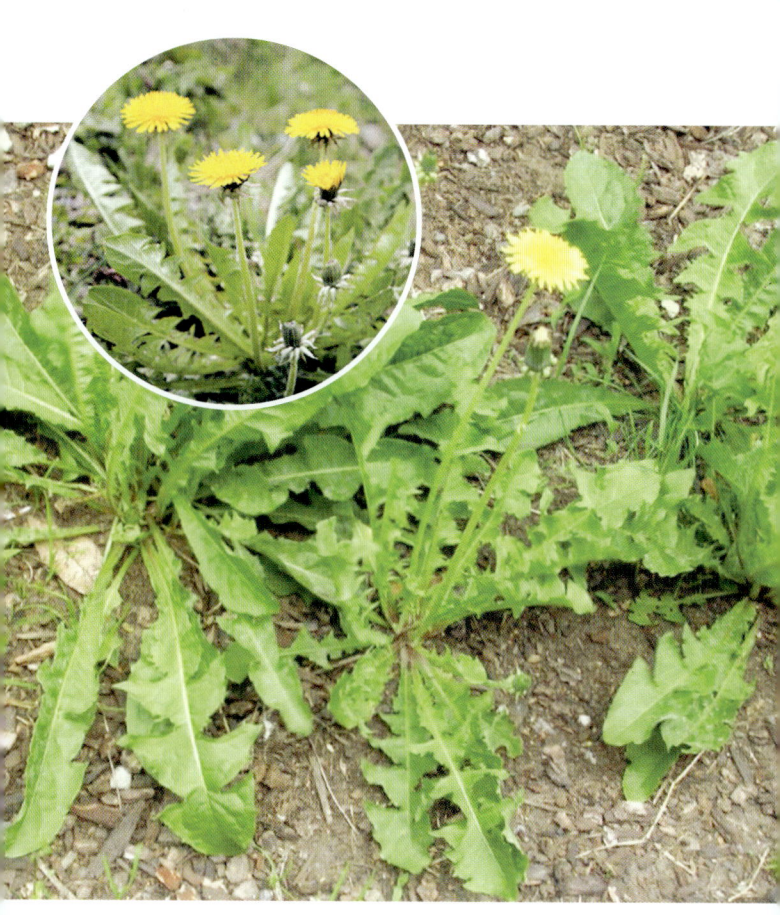

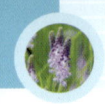

무릇

습기 있는 들이나 밭, 빈터에서 흔히 볼 수 있다. 여름이면 대나무 대신 복조리를 만들 정도로 힘 있는 무릇의 꽃대가 무리 지어 피어 있는 모습을 볼 수 있다. 봄에 나온 잎은 여름에 꽃이 나올 무렵 지고, 가을에 새로이 잎이 자란다. 어린잎을 데쳐서 나물로 무쳐 먹고, 알뿌리는 간장에 조려서 먹는다. 알뿌리와 어린잎을 오랫동안 조리면 엿처럼 되는데, 옛적에는 이것을 구황식물(救荒植物)로 삼기도 했다.

- **채취시기** 4~6월(잎), 4~9월(알뿌리).
- **채취장소** 약간 습기가 있는 들판.
- **잎모양** 피침형, 길이 15~30cm.
- **생태** 다년생풀.   • **분포** 전국.

- **이용부위** 어린잎, 뿌리.
- **이용방법** 데친 후 무침·조림 등.

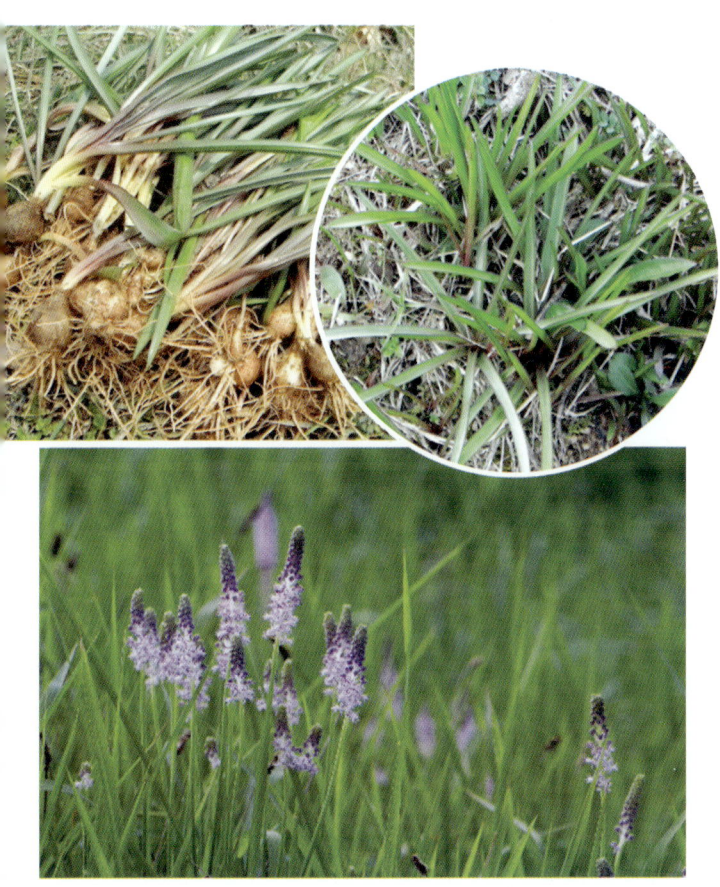

물레나물

숲가 또는 논이나 밭둑과 같이 토양이 기름지고 양지바른 곳에 주로 생육하는 여러해살이풀이다. 식물 중에는 특정 사물을 닮은 꽃들이 많은데, 물레나물 역시 꽃잎이 바람개비 모양, 또는 물레방아 모양을 닮아서 이러한 이름을 얻게 되었다. 어린잎을 나물로 먹는다. 한방에서는 뿌리를 제외한 전체를 홍한련(紅旱蓮)이라는 약재로 쓰는데, 간 기능 장애로 인한 두통과 고혈압에 효과가 있고 지혈 작용을 한다.

- **채취시기** 4~5월.
- **채취장소** 토양이 기름지고 양지바른 곳.
- **잎모양** 피침형, 길이 5~10cm.
- **생태** 다년생풀.   • **분포** 전국.

- 이용부위 어린잎.
- 이용방법 데친 후 무침.

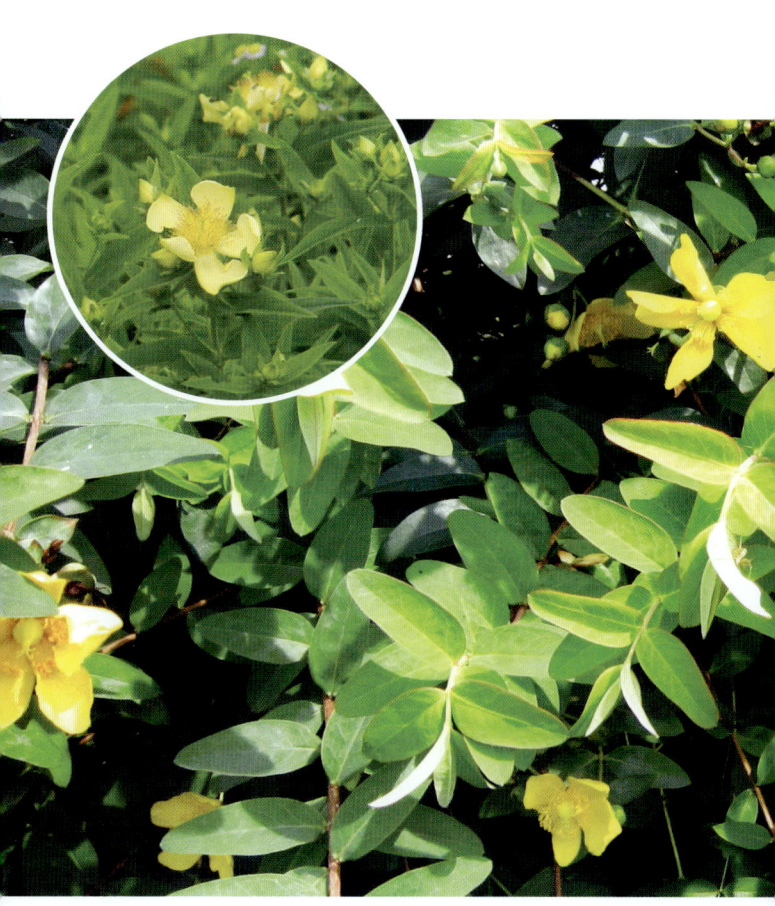

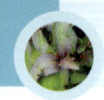

여뀌

여뀌는 생명력이 강해 산기슭이고 밭둑이고 간에 습기가 있는 곳이면 어디든 뿌리를 내린다. 그런데 여뀌는 독성이 있어서 식용으로 직접 사용하는 것은 부적당하다. 얼마 전까지만 해도 시골에서는 여뀌의 독성을 이용하여 물고기를 잡기도 했다. 식용으로 하는 것은 봄에 연한 잎과 줄기를 데친 후, 충분히 물에 우려내고 무쳐 먹는다. 잎은 매운맛이 있는데, 항균 작용이 뛰어나며, 혈압을 내려 주고, 소장과 자궁의 긴장도를 강화시킨다.

- **채취시기**   4~5월.
- **채취장소**   습지 또는 냇가.
- **잎모양**   피침형, 길이 3~12cm.
- **생태**   1년생풀.   • **분포**   전국.

- 이용부위   어린잎, 어린 줄기.
- 이용방법   데친 후 무침.

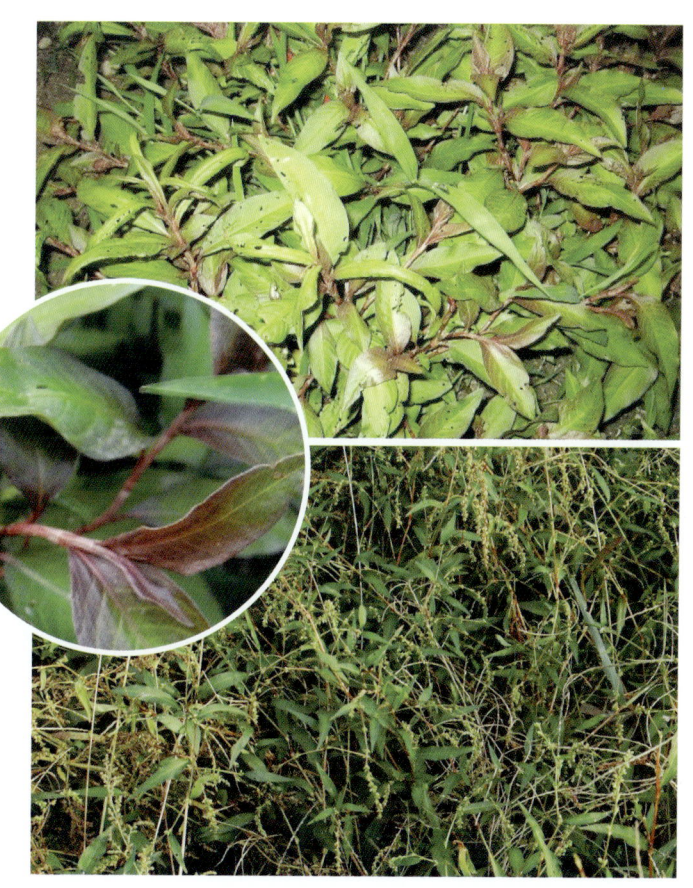

봄맞이

봄에 볕이 잘 드는 산기슭의 풀밭이나 밭둑에서 흔히 볼 수 있다. 둥근 풀잎 때문에 동전초라고도 하고, 흰색의 작은 꽃잎이 마치 땅에 점점이 뿌려져 있는 듯하여 점지매라고도 하며, 이른 봄에 꽃이 핀다고 보춘화라고도 한다. 모든 잎이 뿌리에서 나와 지면으로 퍼지고, 길이는 0.4~1.5cm이고, 10~30개가 뭉쳐난다. 어린잎을 살짝 데쳐 양념에 무쳐 먹거나, 된장국 끓일 때 넣어 먹는다. 꽃을 그늘에 말려 차로도 이용한다.

- 채취시기   3~4월.
- 채취장소   산기슭의 풀밭이나 밭둑.
- 잎모양   작은 원형으로 길이 0.4~1.5cm.
- 생태   1~2년생풀.   • 분포   전국.

- 이용부위 어린잎.
- 이용방법 데친 후 무침·국거리 등.

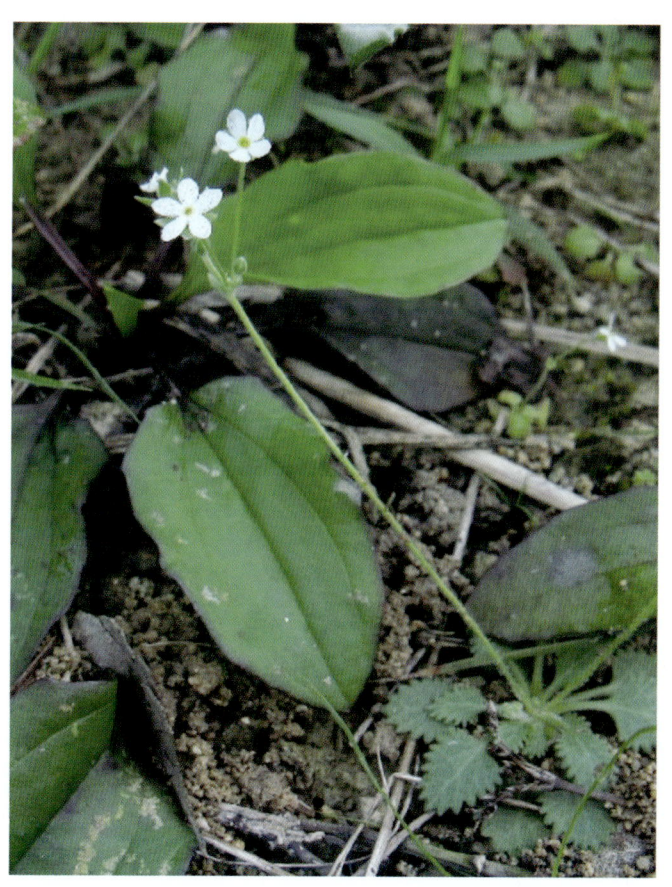

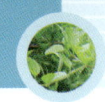

밀나물

맛이 좋은 산나물 중의 하나로, 줄기와 덩굴손으로 다른 식물에 의지하여 감겨 붙어 자란다. 봄에 연한 순과 잎을 따서 장에 무쳐 먹거나 국을 끓여서 먹고, 혹은 기름에 볶아 먹어도 좋다. 고추장에 찍어 먹어도 맛있다. 한방에서 뿌리를 우미채(牛尾采)라는 약재로 쓰는데, 기가 부족하여 몸이 붓는 증상을 치료하고 근육과 관절의 동통에도 사용한다.

- 채취시기   4~5월.
- 채취장소   산과 들.
- 잎모양   난형 또는 긴 타원형, 길이 5~15cm.
- 생태   다년생풀.   • 분포   전국.

- 이용부위   어린 순, 어린잎.
- 이용방법   데친 후 무침 · 볶음 · 국거리 등.

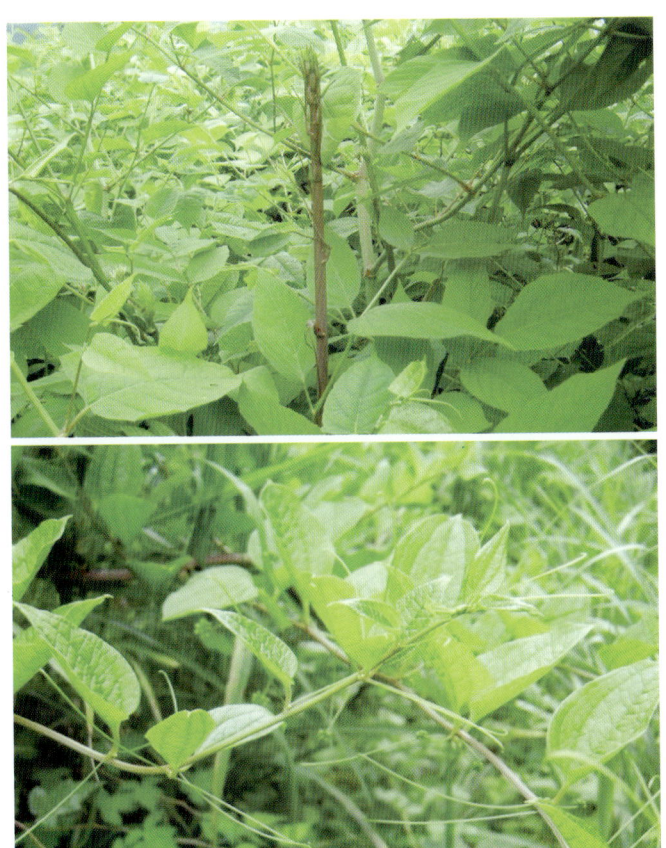

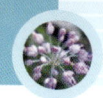

산부추

야생에서 자라는 부추로 산지나 들에서 자라는 여러해살이풀이다. 높이가 30~60cm까지 자란다. 알뿌리는 달걀 모양으로 길이 2cm 안팎이고, 잎은 2~6개가 비스듬히 서고, 길이는 20~54cm 정도이다. 사찰에서도 이용되는 식재료로 일반 나물류처럼 즐겨 먹는다. 부추는 몸을 따뜻하게 하는 효능이 있어, 몸이 차가운 사람에게 효과가 좋다. 이는 부추의 알릴(Allyl) 성분이 혈액 순환을 돕기 때문이다.

- 채취시기   4~10월.
- 채취장소   산이나 들.
- 잎모양   선형, 길이 20~54cm.
- 생태   다년생풀.   • 분포   전국.

- 이용부위   전체.
- 이용방법   생채무침 · 데친 후 무침 · 전 등.

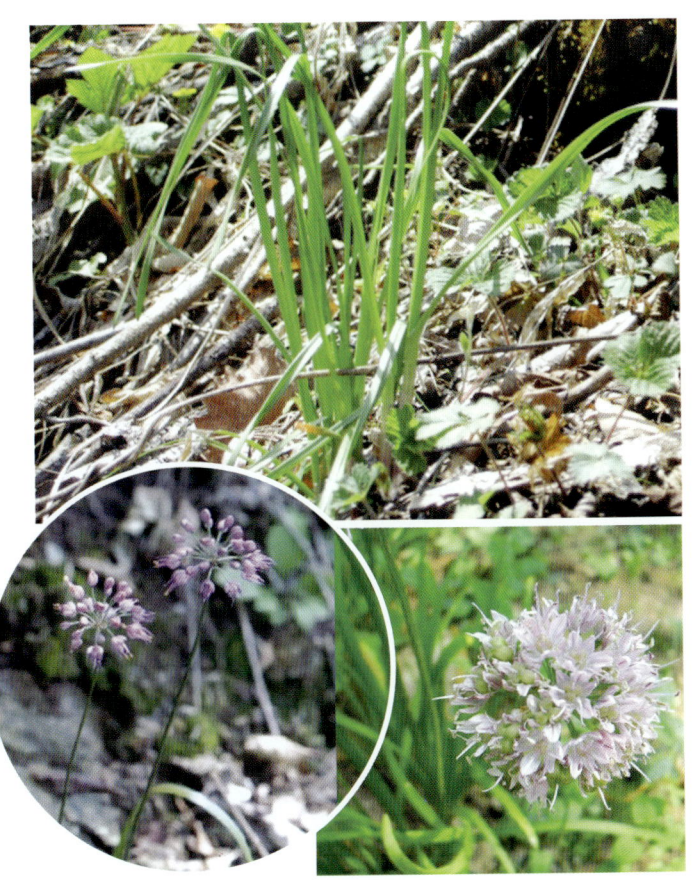

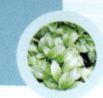

산마늘 _ 명이나물

잎은 넓은 달걀형이며 끝은 뾰족하고 가장자리는 밋밋하며 물결 모양으로 쪼글쪼글해진다. 잎자루는 윗부분에 검은 보라빛의 점이 있다. 봄에 연한 잎을 생으로 초장과 함께 먹거나, 장아찌로 먹는다. 또한 부드럽고 두꺼운 잎은 살짝 데쳐서 어떤 요리에나 사용한다. 끼니가 부족할 때에, 산마늘을 채취하여 생명을 이어갔다고 하여 '명이'라고도 불리게 되었다. 꽃이 피면 맛이 쓰고 독성이 있기 때문에 5월 이후에 채취하지 않아야 한다.

- **채취시기**   4~5월.
- **채취장소**   산이나 들.
- **잎모양**   선형, 길이 20~30cm.
- **생태**   다년생풀.
- **분포**   지리산·오대산·설악산의 고지대와 울릉도.

- 이용부위   어린잎.
- 이용방법   생채, 데친 후 무침·장아찌·나물밥 등.

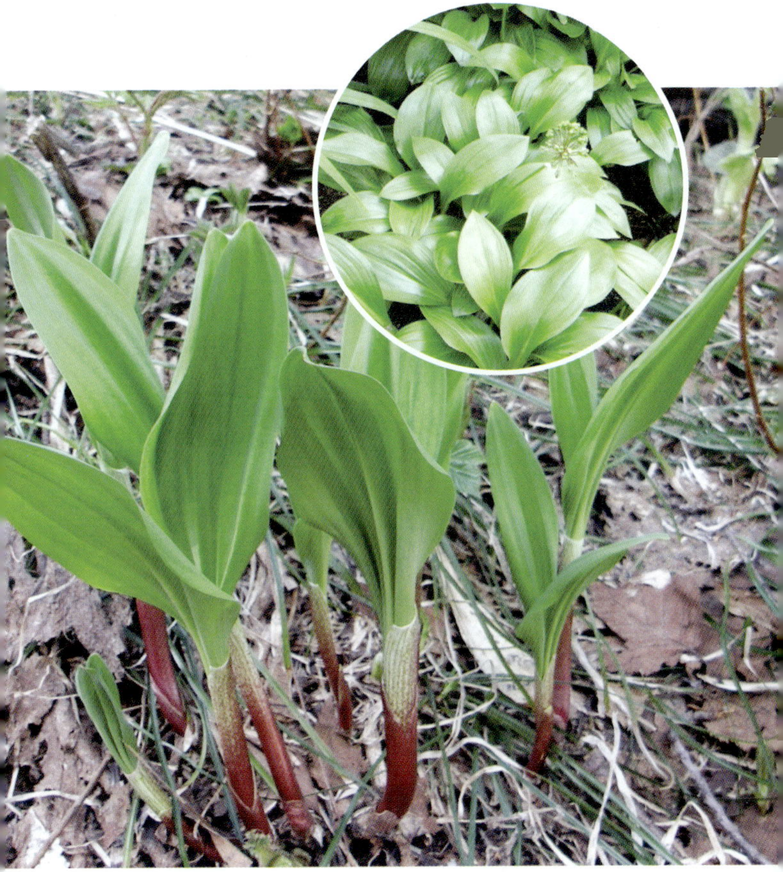

※ 주의_**독초**

산마늘과 어린잎이 비슷한
박새 · 여로 · 은방울꽃

산마늘과 헷갈리는 식물에는 박새를 비롯해 여로와 은방울꽃 등이 있다. 산마늘의 경우 잎을 찢어서 냄새를 맡으면 마늘과 비슷한 향이 나지만 다른 식물은 그렇지 않다.

그리고 산마늘의 잎은 한 줄기에 잎이 2~3장 달리고, 습기를 먹은 것처럼 부드러운 느낌이지만, 박새는 잎맥이 많고 주름도 뚜렷하며 거친 느낌이다. 또한 박새는 잎이 여러 장 촘촘하게 어긋나 있고, 잎의 아랫부분은 줄기를 감싸고 있으며, 잎의 가장자리에 털이 많다.

박새와 여로는 서로 비슷하지만 여로의 잎은 박새보다 폭이 좁다.

이들 식물에 대해 정확하게 모른다면 함부로 먹지 않는 것이 좋다.

독초 박새

어린 싹의 모습이 인기 산나물인 산마늘과 비슷해서 잘못 먹는 사고가 많이 일어난다. 산마늘은 잎 꼭지가 있는데 비해, 박새는 잎 꼭지가 없으며, 잎맥이 잎이 달린 뿌리에서부터 평행으로 뻗는다. 잘못 먹으면 구토, 팔다리의 저림 등이 생기며, 많이 먹으면 혈압 강하로 사망에 이른다.

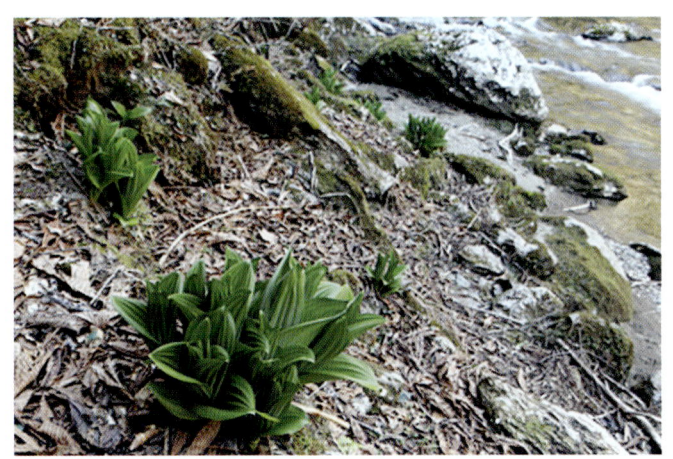

독초 여로

박새처럼 어린 싹이 산마늘과 비슷하다. 박새와 비교해서 높은 산에 살기 때문에 잘못 먹을 기회는 적지만, 위험한 것은 마찬가지다. 보고 구분하는 법이나 독에 의한 증상은 박새와 같다. 꽃은 하얗고, 박새에 비해 이삭이 탐스럽다. 꽃이 없으면 박새와 구별하기 어렵다.

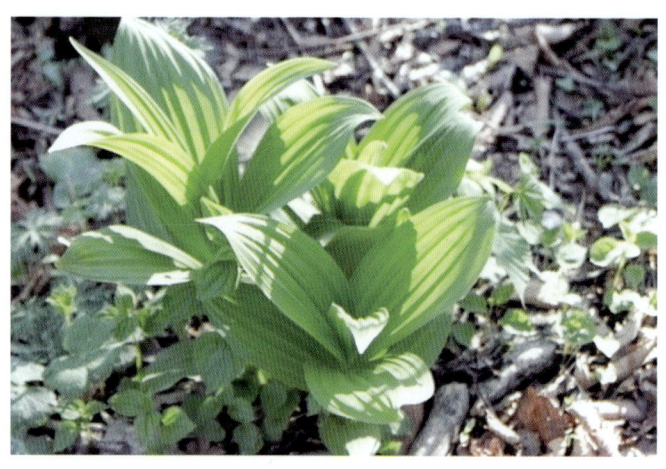

독초 은방울꽃

고랭지나 고원에 군락을 이루며 자란다. 귀여운 꽃과 향으로 사랑받고 있지만 독초이다. 어린싹의 모습과 잎이 산마늘과 착각하기 쉽다. 잘못 먹으면 심부전증을 일으켜 사망에까지 이른다. 뿌리가 강심제나 이뇨제로 사용되지만, 일반인이 취급하는 것은 위험하다.

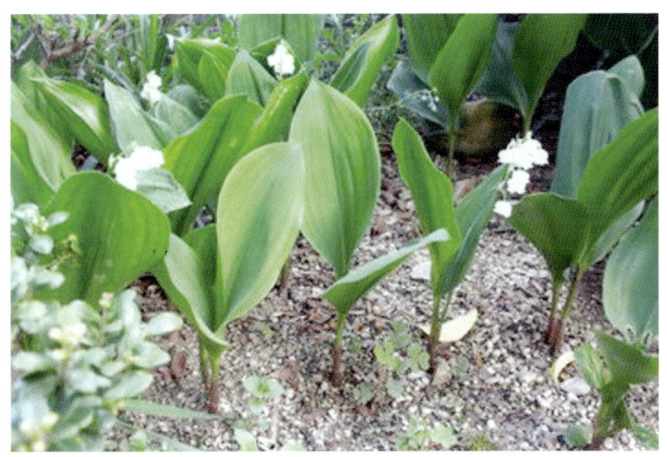

원추리

주로 높은 산에서 군락을 형성하고, 도심 근처의 들판이나 구릉에서도 만날 수 있다. 10~15cm 정도 되는 어린순을 채취한다. 잎이 부채 모양으로 핀 어린순을 손가락에 끼고 땅 속의 밑동에서부터 비틀어 딴다. 뿌리 쪽 하얀 부분이 파처럼 끈적이며, 된장으로 무치면 정말 맛있다. 생으로도 좋지만 살짝 데치면 단맛이 더 난다. 원추리는 미역처럼 굉장히 부드럽기 때문에 된장국을 끓여 먹어도 맛있다.

- **채취시기**   3~5월.
- **채취장소**   높은 산, 들판이나 구릉.
- **잎모양**   칼 모양. 길이 10~15cm.
- **생태**   다년생풀.   • **분포**   전국.

- **이용부위**   어린순.
- **이용방법**   데친 후 무침·찌개 등.

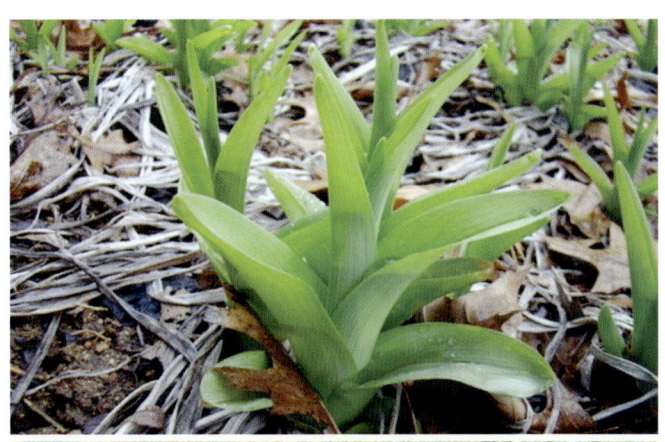
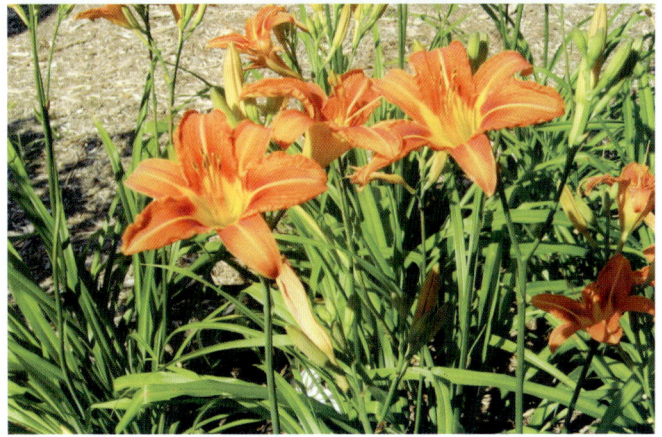

둥굴레

산과 들의 풀밭이나 숲에서 흔히 자란다. 뿌리줄기는 옆으로 뻗고 그 끝에 줄기가 하나 서는데, 여기에 꽃이 달린다. 잎이 둥글게 둘러싸고 있는 굴림대의 어린 싹을 땅 속의 흰 부분부터 잘라서 딴다. 혀에 느껴지는 매끄러운 감촉과 씹히는 느낌이 좋으며 단 맛이 있어서 맛있다. 둥굴레 뿌리는 주로 차로 음용하는데, 한방에서는 둥굴레의 뿌리줄기를 황정이라고 부르며 가래·기침·피로·권태에 효과가 있다고 한다.

- **채취시기**   3~5월.
- **채취장소**   산과 들의 풀밭.
- **잎모양**   긴 타원형. 길이 5~10cm.
- **생태**   다년생풀.   • **분포**   전국.

- **이용부위**   어린순.
- **이용방법**   데친 후 무침·찌개 등.

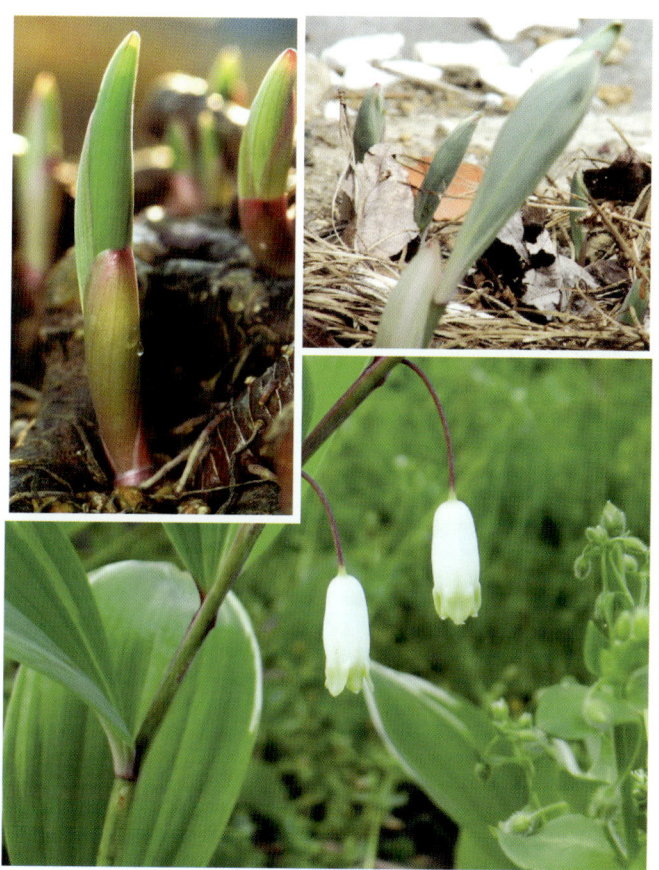

197

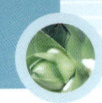

옥잠화

중국이 원산지이고, 근래에는 관상용으로 많이 심지만 원래는 야생풀이다. 굵은 뿌리줄기에서 잎이 많이 총생한다. 잎 모양은 난원형으로 길이는 15~22cm이고, 끝이 갑자기 뾰족해지고 8~9쌍의 맥이 있다. 꽃줄기는 곧추 서거나 비스듬하며, 길게 뻗은 꽃줄기 끝에 많은 꽃이 달린다. 꽃은 8~9월에 피고 흰색이며 향기가 있다. 6개의 꽃잎 밑부분은 서로 붙어 통 모양이 된다. 봄에 나는 연한 잎을 나물로 먹는다.

- 채취시기　4~6월.
- 채취장소　산지의 습한 곳·물가.
- 잎모양　　난원형. 15~22cm.
- 생태　　　다년생풀.　• 분포　전국.

- 이용부위　어린잎.
- 이용방법　데친 후 무침·찌개 등.

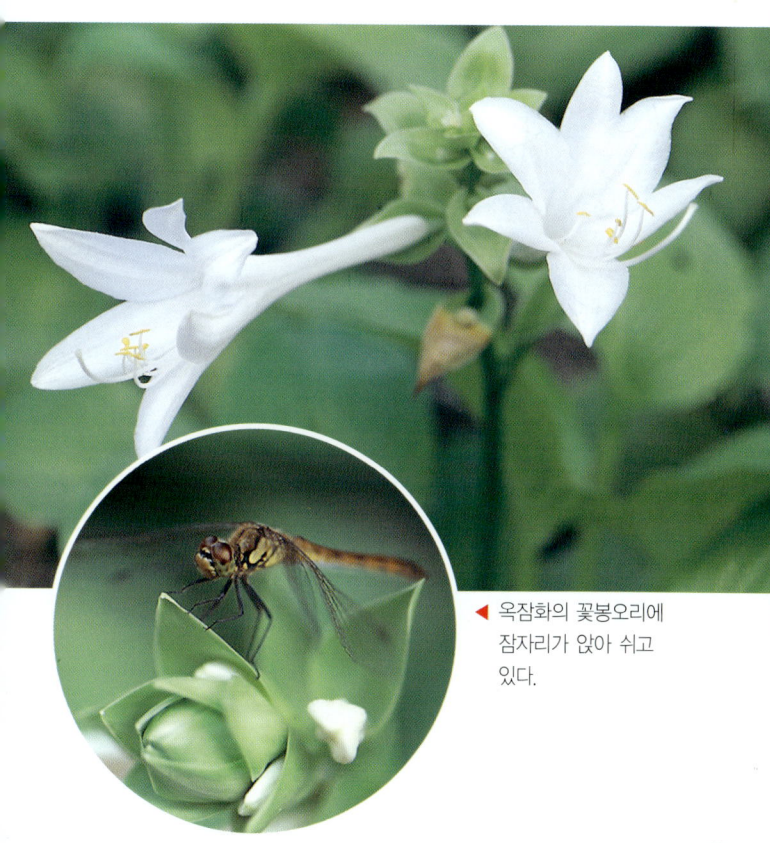

◀ 옥잠화의 꽃봉오리에 잠자리가 앉아 쉬고 있다.

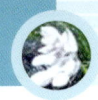

비비추

잎의 모양이 옥잠화와 비슷하여 혼동하기도 하지만 다른 종의 식물이다. 잎의 모양은 타원형의 난형이며, 길이는 12~13cm, 폭 8~9cm인데, 8~9개의 맥이 있다. 옥잠화는 비비추보다 꽃이 약간 크고 흰색이며, 비비추는 보라색의 꽃을 피운다. 산지의 냇가나 습기가 많은 곳에서 잘 자란다. 연한 잎을 식용하며, 관상용으로도 많이 심는다.

- **채취시기** 4~6월.
- **채취장소** 산지의 개울가나 습한 곳.
- **잎모양** 타원형의 난형. 12~13cm.
- **생태** 다년생풀. • **분포** 전국.

- 이용부위 어린잎.
- 이용방법 데친 후 무침 · 찌개 등.

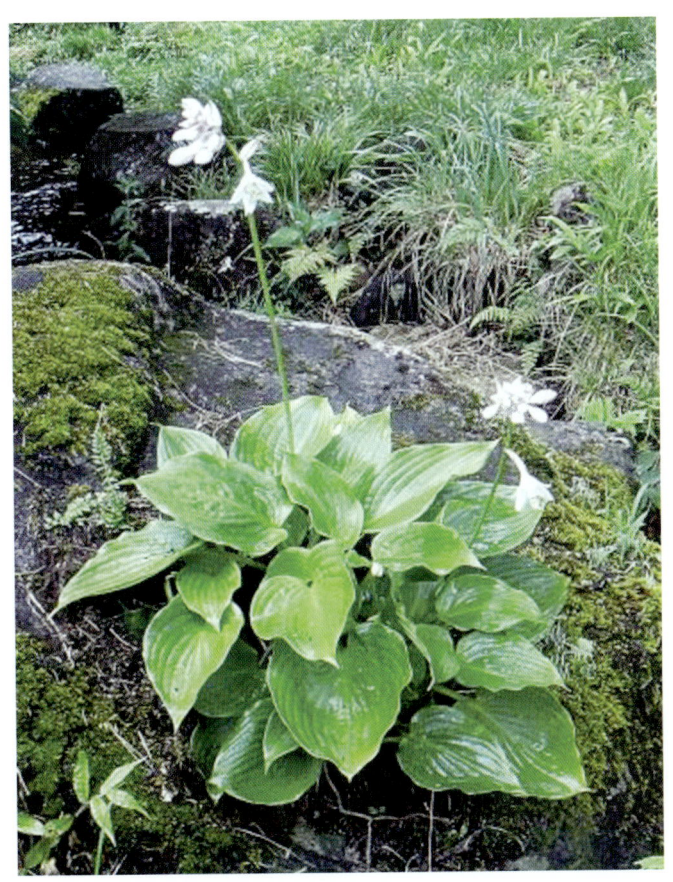

마름

연못에서 볼 수 있다. 뿌리는 땅에 박고, 가는 줄기는 물 위로 나와 마름모꼴 비슷한 삼각형의 잎이 모여 물 위에 뜬다. 가을, 가까운 물가의 수면에 떠 있는 잎을 끌어당겨 뒤집으면 울퉁불퉁한 마름모 모양의 딱딱한 열매가 달려 있다. 약한 소금물로 데치면 밤 같은 맛이 난다. 껍질을 벗겨서 크림색 알맹이를 먹는다. 어린 열매는 날것으로도 먹을 수 있다.

- **채취시기**   9~10월.
- **채취장소**   연못이나 늪.
- **잎모양**   넓은 마름모꼴이며 가장자리가 톱니 모양
- **생태**   다년생물.   • **분포**   전국.

- **이용부위**   열매.
- **이용방법**   데친 후 무침.

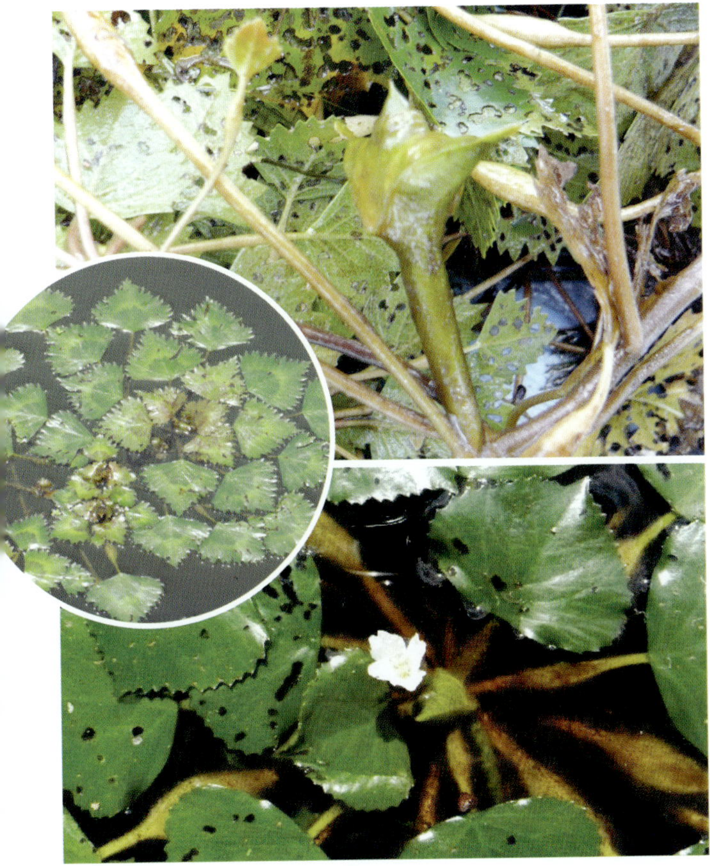

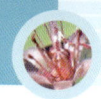

순채

투명한 점액에 싸인 어린잎이나 줄기를 맛본다. 4월경부터 새로 나와서 채 퍼지지도 않고 돌돌 말려 있는 어린잎을 따다가 국을 끓여 먹거나 삶아서 초고추장에 찍어 먹거나, 된장에 무쳐 먹고, 순채회나 화채를 만들어 먹는다. 씹을 때 느껴지는 포동포동한 감촉과 매끄럽게 넘어가는 맛을 즐길 수 있다. 하지만 생육지가 감소되어 지금은 자유롭게 채취할 수 있는 연못이나 늪이 없어지고 있는 상황이다.

- **채취시기**   4~8월.
- **채취장소**   유기질이 많은 오래된 연못이나 늪.
- **잎모양**   타원형, 길이 6~10cm.
- **생태**   다년생풀.   • **분포**   전국.

- 이용부위   어린순.
- 이용방법   데친 후 무침 · 국 · 회 · 화채 등.

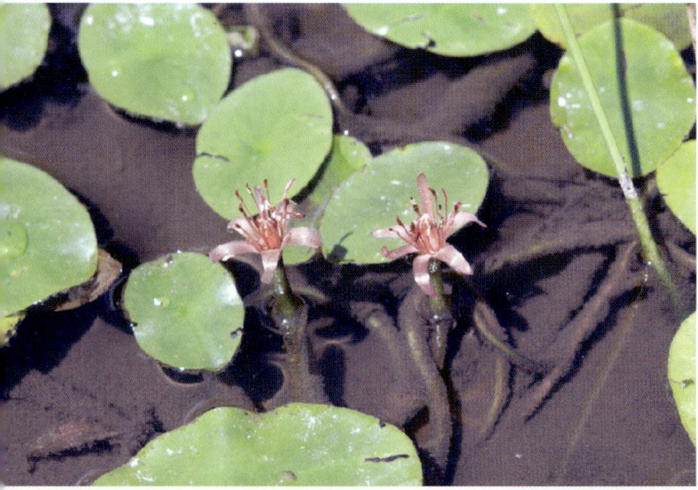

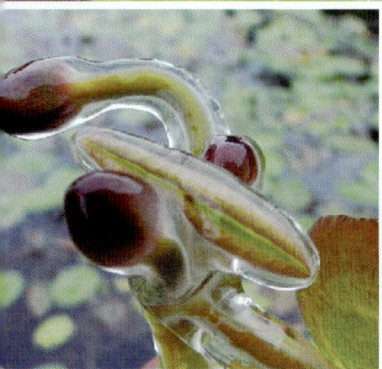
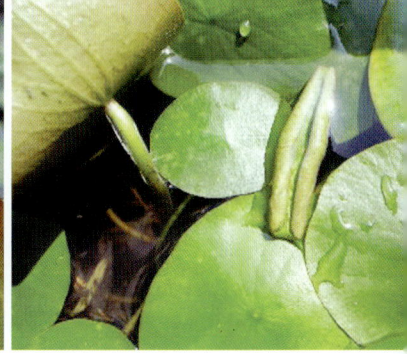

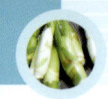

줄

연못이나 냇가에 군생하고, 껍질이 두꺼운 지하줄기를 땅 속에서 옆으로 퍼뜨리며 군락을 만들어 간다. 굵은 뿌리줄기가 진흙 속으로 뻗어가며 잎이 무더기로 나오고 높이는 1~2m이다. 봄에 나는, 가늘고 작은 죽순 같은 어린 줄기 속을 먹는다. 쓴맛도 없고, 냄새도 없으며 단맛이 난다.

- 채취시기   5~6월.
- 채취장소   연못가 · 늪가 · 강가.
- 잎모양   선형, 길이 50~100cm.
- 생태   다년생초.   • 분포   전국.

- 이용부위 어린 줄기 속.
- 이용방법 데친 후 무침 · 조림 등.

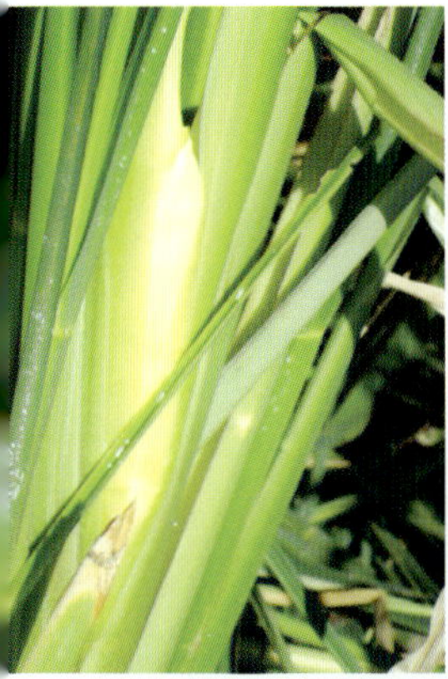

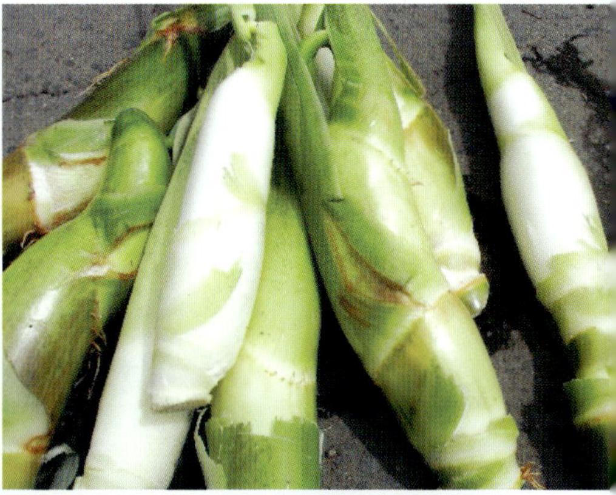

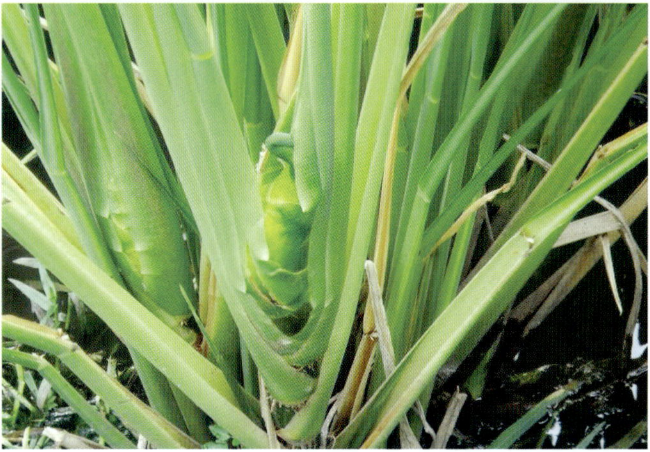

연 蓮

연은 항균 작용이 있어 연잎으로 음식을 싸거나 같이 조리하면 음식이 잘 상하지 않는 특징이 있으며, 혈압을 안정적으로 낮춰줘 고혈압이거나 스트레스를 많이 받는 사람에게 좋은 음식이다. 또 사찰음식인 '연잎밥'은 마음을 편안하게 해 주고 오장을 다스려 준다. 어린잎보다는 다 자란 잎으로 조리를 해야 더 효능이 있다. 연밥, 연뿌리도 식용한다.

- **채취시기**   여름~가을.
- **채취장소**   연못.
- **잎모양**   둥근 방패모양, 길이 4~90cm.
- **생태**   다년생풀.   **분포**   전국.

- 이용부위   잎 · 열매 · 뿌리.
- 이용방법   다른 음식과 함께 요리(잎), 조림(뿌리) 등.

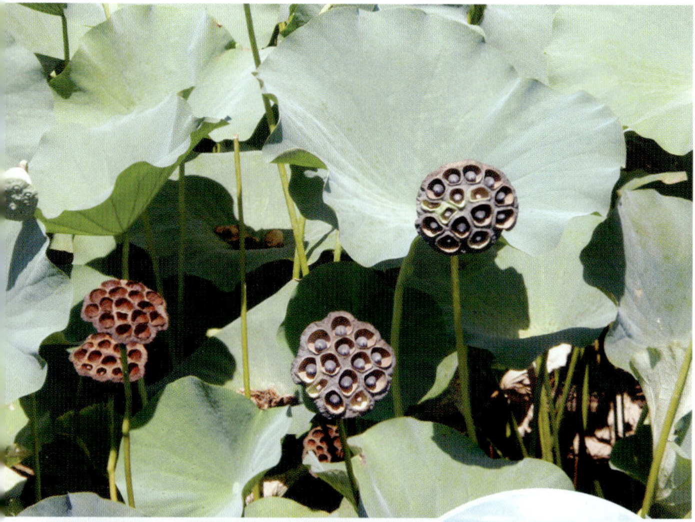

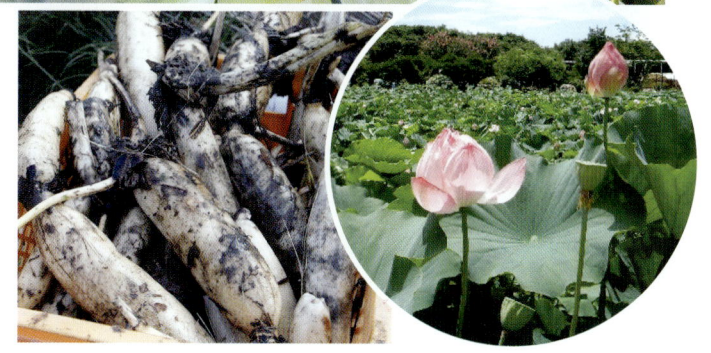

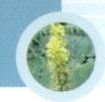

곰취

깊은 산, 습지의 비옥한 사질양토에서 잘 자란다. 쌉쌀하면서도 독특한 향이 있다. 어린잎은 생으로 쌈을 싸 먹고, 잎이 조금 거세지기 시작하면 잎을 데친 후 말려서 묵나물로 무쳐 먹는다. 한방에서 뿌리줄기를 약재로도 사용하기 때문에 그대로 먹어도 몸에 좋고, 살짝 데쳐서 무침을 해도 맛과 향이 뛰어나다. 절임을 해도 좋고, 고추장이나 된장에 박아두었다가 장아찌로 먹으면 한겨울에도 봄의 향취를 맛볼 수 있다.

- 채취시기   4~5월.
- 채취장소   깊은 산.
- 잎모양   심장형, 길이 약 32cm, 폭 약 40cm.
- 생태   다년생풀.   • 분포   전국.

- 이용부위   어린잎, 줄기.
- 이용방법   쌈・무침・묵나물・절임・장아찌 등.

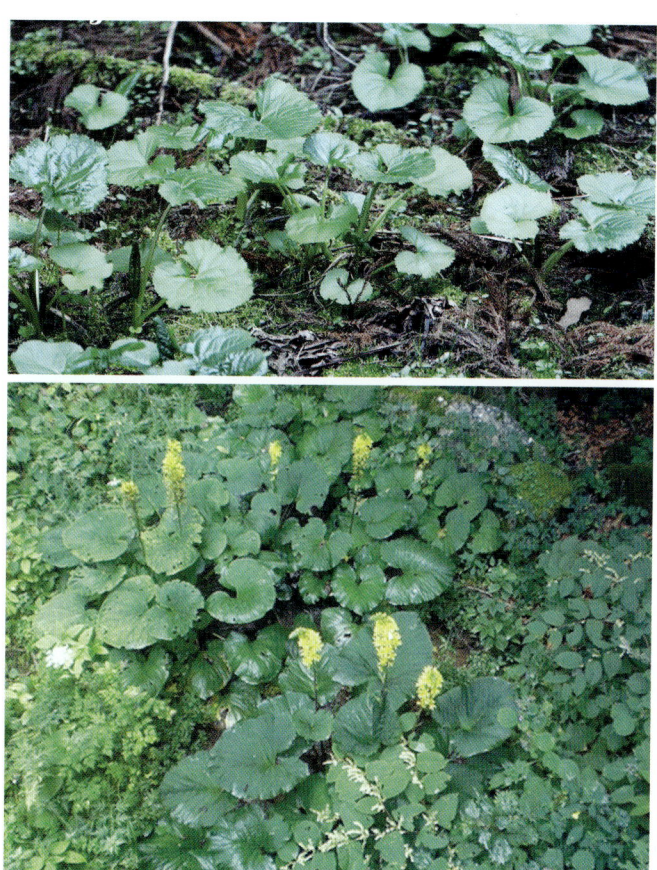

참취 _ 나물취

참취는 국화과에 속하는 여러해살이식물로서 가장 널리 알려진 산나물 중의 하나이다. 잎은 긴 심장형이며 잎 가장자리에 톱니가 있다. 취나물에는 수산(Oxalic Acid)이 많아 생것으로 많이 먹으면 몸 속의 칼슘과 결합해 결석을 유발하기도 하지만, 열에 약하므로 끓는 물에 살짝 데치기만 해도 모두 분해되어 아무런 해가 없다. 생으로도 이용 가능하지만, 주로 삶아서 말려 두었다가 묵나물로 이용한다.

- 채취시기 4~5월.
- 채취장소 깊은 산.
- 잎모양   심장형, 길이 9~24cm, 폭 6~18cm.
- 생태   다년생풀. • 분포   전국.

- 이용부위 어린잎, 줄기.
- 이용방법 쌈 · 무침 · 묵나물 등.

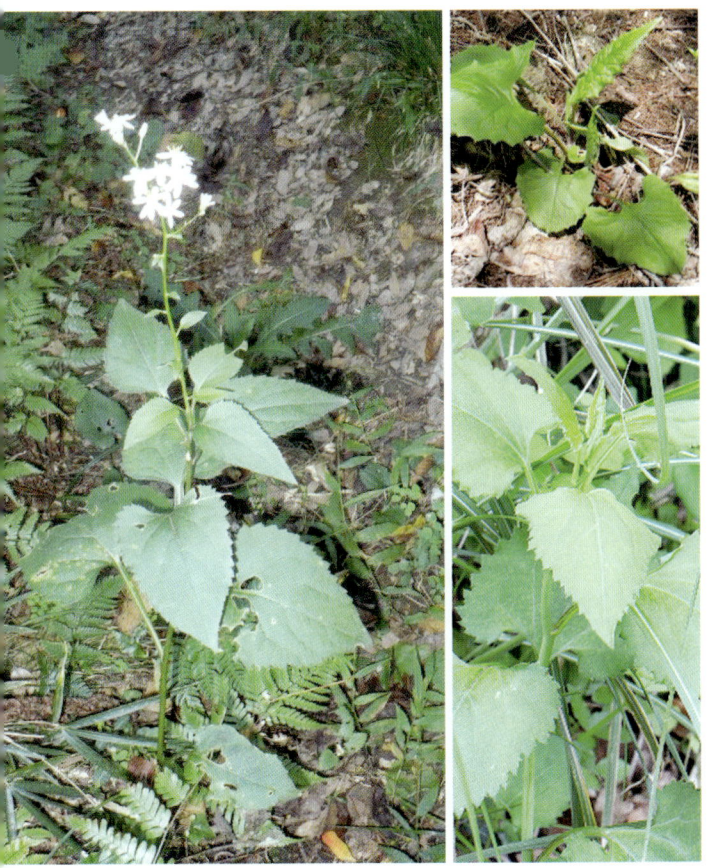

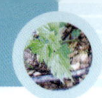

단풍취

산에서 흔히 자란다. 땅속줄기를 뻗고 줄기는 곧게 서며 가지를 내지 않는데, 높이는 35~80cm이다. 전체에 긴 갈색 털이 나 있다. 줄기 중간에 긴 잎자루를 가진 잎이 돌려난다. 잎이 미처 다 퍼지기 전에 작은 순을 채취해서 잎을 잘라 내고 남은 줄기를 고사리처럼 데쳐서 먹으면 향이 좋다. 보통은 잎이 퍼진 어린 순을 채취해 무쳐 먹거나 볶아 먹는다. 삶아서 말려 둔 뒤 묵나물로도 먹는다.

- 채취시기   4~5월.
- 채취장소   깊은 산.
- 잎모양   단풍잎 모양, 길이 9~13cm, 폭 6~19cm.
- 생태   다년생풀.   • 분포   전국.

- 이용부위   어린잎, 줄기.
- 이용방법   쌈 · 무침 · 볶음 · 묵나물 등.

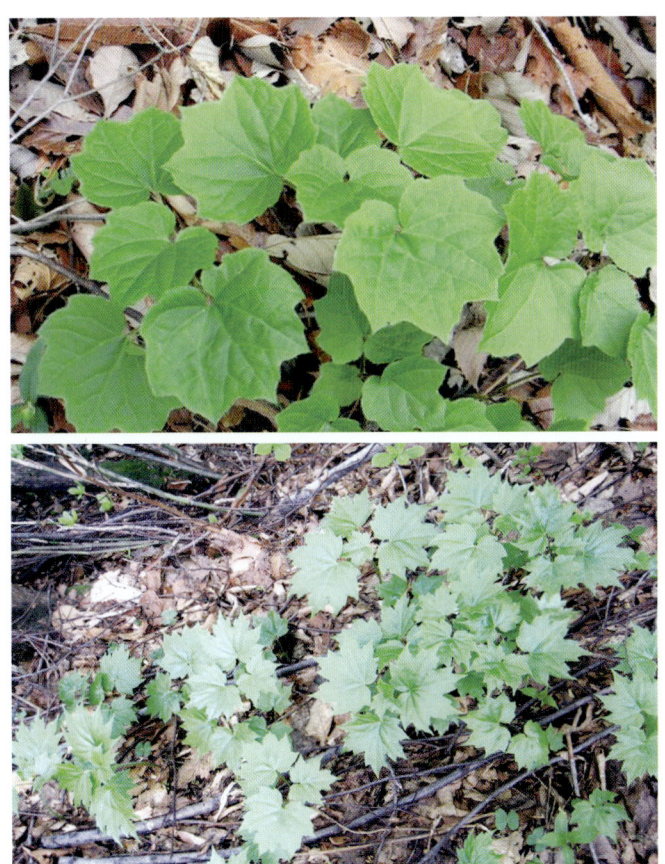

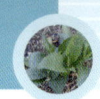

개미취

깊은 산 속 습지에서 자생하나 재배하기도 한다. 높이는 야생이 1.5m 정도이고, 재배하는 것은 약 2m이다. 어린 잎은 생으로도 먹지만, 조금 성장한 잎은 쓴맛이 강하므로 데쳐서 물에 우려낸 다음 햇볕에 말려서 묵나물로 사용하면 맛이 일품이다. 한방과 민간 요법에서는 뿌리와 풀 전체를 천식·만성기관지염 등에 처방한다.

- 채취시기　4~5월.
- 채취장소　깊은 산의 습지.
- 잎모양　　난형~긴 타원형, 길이 20~30cm, 폭 6~10cm.
- 생태　　　다년생풀.　· 분포　　전국.

- 이용부위　어린잎, 줄기.
- 이용방법　쌈·무침·볶음·묵나물 등.

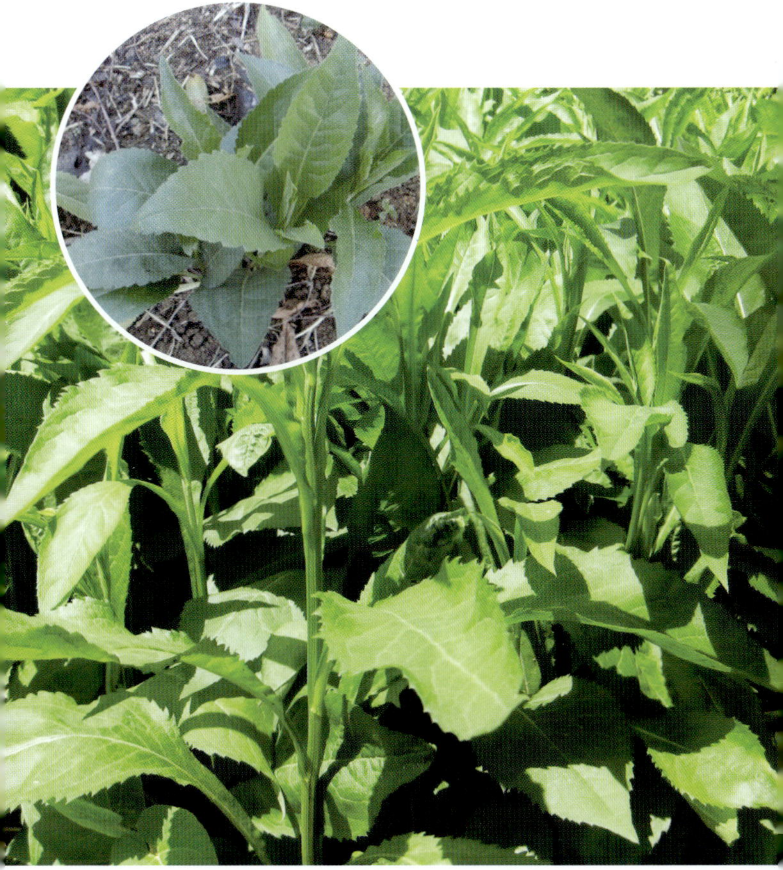

217

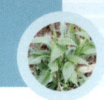

미역취

어린잎은 살짝 데친 후 무쳐 먹는다. 조금 성숙한 잎은 뜨거운 물에 데친 후 햇볕에 말려 묵나물로 사용한다. 산나물이 대부분 그렇지만, 미역취는 특히 열량과 지방 함량은 낮고 비타민이 풍부하여 다이어트시 섭취하면 위에 부담이 적고 부족한 비타민을 보충할 수 있어 좋다. 한방에서는 전체를 일지황화(一枝黃花)라는 약재로 쓰는데, 감기로 인한 두통과 인후염·편도선염에 효과가 있다.

- **채취시기**   4~5월.
- **채취장소**   깊은 산의 햇볕이 잘 드는 풀밭.
- **잎모양**   난형~긴 타원형, 길이 7~9cm, 폭 1~1.5cm
- **생태**   다년생풀.   **분포**   전국.

- 이용부위   어린잎, 줄기.
- 이용방법   쌈·무침·볶음·묵나물 등.

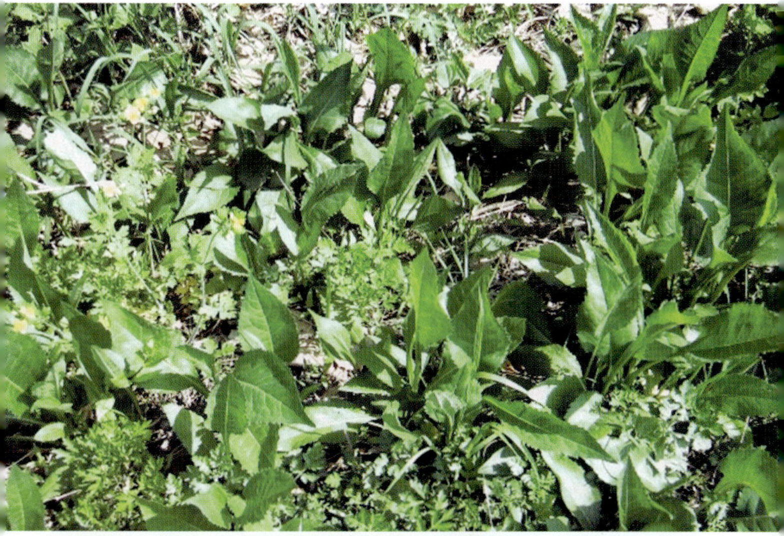

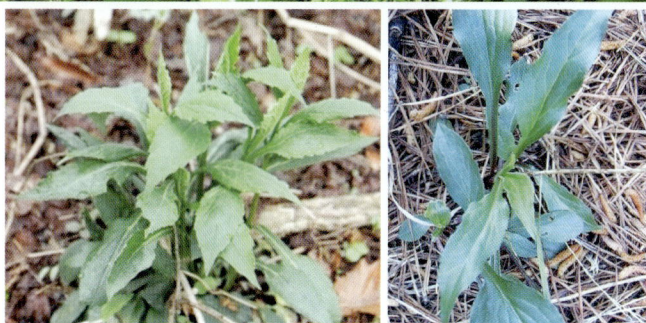

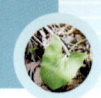

수리취 _ 떡취

국화과의 여러해살이풀로, 잎 뒷면에 하얀 솜털이 빽빽이 나 있다. 나물보다는 떡을 만들 때 함께 넣어 색과 향을 즐기기 때문에 '떡취'라고도 부른다. 멥쌀가루에 수리취를 섞어 찐 수리취떡은 단오에 먹던 대표적인 세시음식이다. 그리고 옛적에 부싯돌을 칠 때 불똥이 박혀서 불이 붙도록 부싯돌에 대는 물건을 '부싯깃'이라고 했는데, 이 부싯깃은 수리취나 쑥잎을 불에 볶아 곱게 비벼서 만들었다.

- 채취시기   4~5월.
- 채취장소   깊은 산의 비탈이나 풀밭.
- 잎모양   난형~긴 타원형, 길이 10~20cm, 폭 7~15cm.
- 생태   다년생풀.   • 분포   전국.

- 이용부위   어린잎, 줄기.
- 이용방법   쌈 · 무침 · 볶음 · 묵나물 · 떡 등.

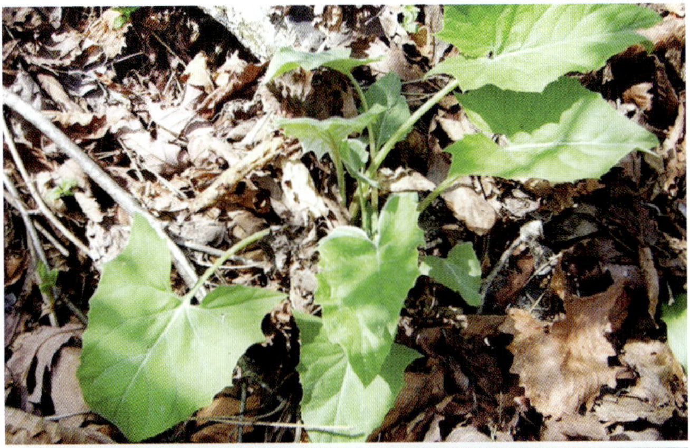

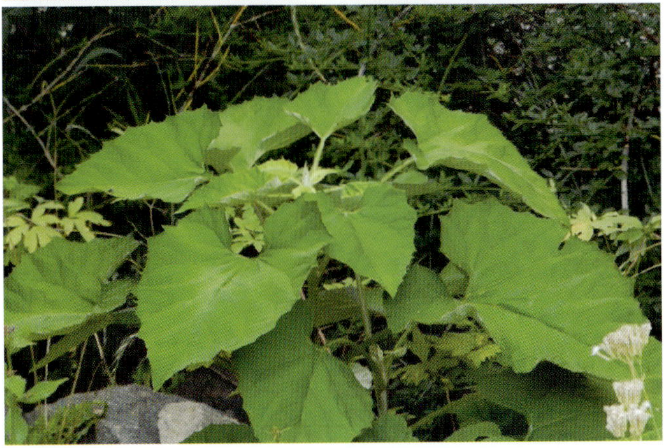

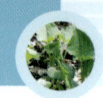

서덜취

다년생풀로 산나물 중에서 드물게 생으로 먹을 수 있는 귀한 산나물 중 하나이다. 잎 뒷면은 흰빛을 띠고 잎자루에 털이 있으며, 잎 가장자리에 날카로운 침이 있고 잎장 끝이 길다. 어렸을 때 잎과 줄기를 채취하여 먹는다. 전국에 걸쳐 깊은 산의 습하고 비옥한 수림이나 계곡에 군생한다.

- 채취시기   4~5월.
- 채취장소   깊은 산의 습하고 비옥한 수림이나 계곡.
- 잎모양   삼각형, 길이 5~12cm(근생엽), 10~15cm(갱생엽).
- 생태   다년생풀.   • 분포   전국.

- 이용부위   어린잎, 줄기.
- 이용방법   쌈 · 무침 · 볶음 · 묵나물 등.

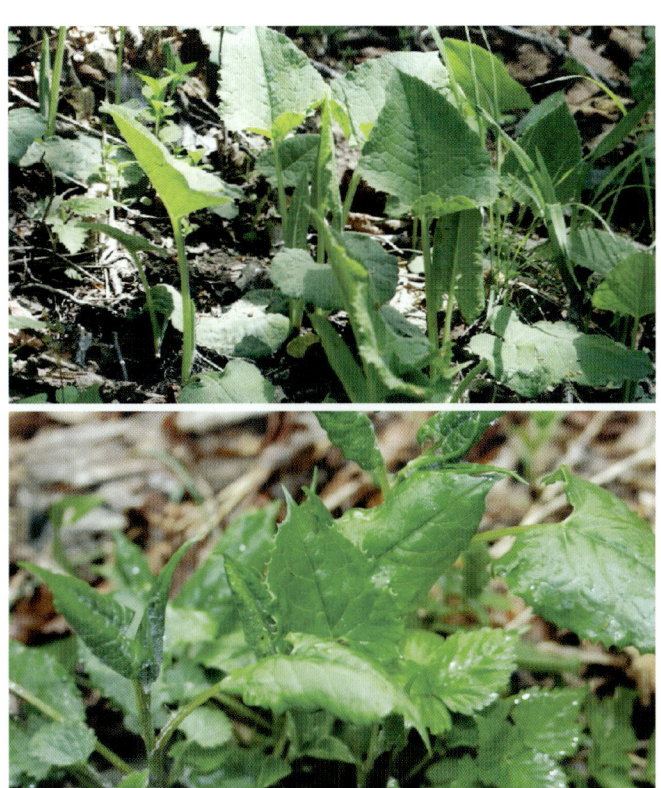

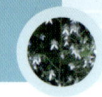

바위취 _ 범의귀

아름다운 순백의 꽃은 정원수로, 잎은 튀김에 널리 이용되고 있다. 상처가 없고 부드러워 보이는 깨끗한 잎을 골라 뿌리가 뽑히지 않도록 살짝 꺾는다. 잎에 난 털 사이가 지저분한 것이 많으므로 잘 씻어서 사용한다. 날잎에 얇게 옷을 입혀 중온의 기름에 시간을 가지고 튀기면 두꺼운 잎도 맛있게 튀겨진다. 잎은 1년 내내 무성하게 난다. 튀길 때 잎의 안쪽에만 얇게 가루옷을 입히면 잎의 모양을 그대로 즐길 수 있다.

- 채취시기　연중.
- 채취장소　평지의 습한 곳이나 바위틈.
- 잎모양　삼긴 무늬가 있고 원형.
- 생태　다년생풀.　• 분포　전국.

- 이용부위　잎.
- 이용방법　튀김 등.

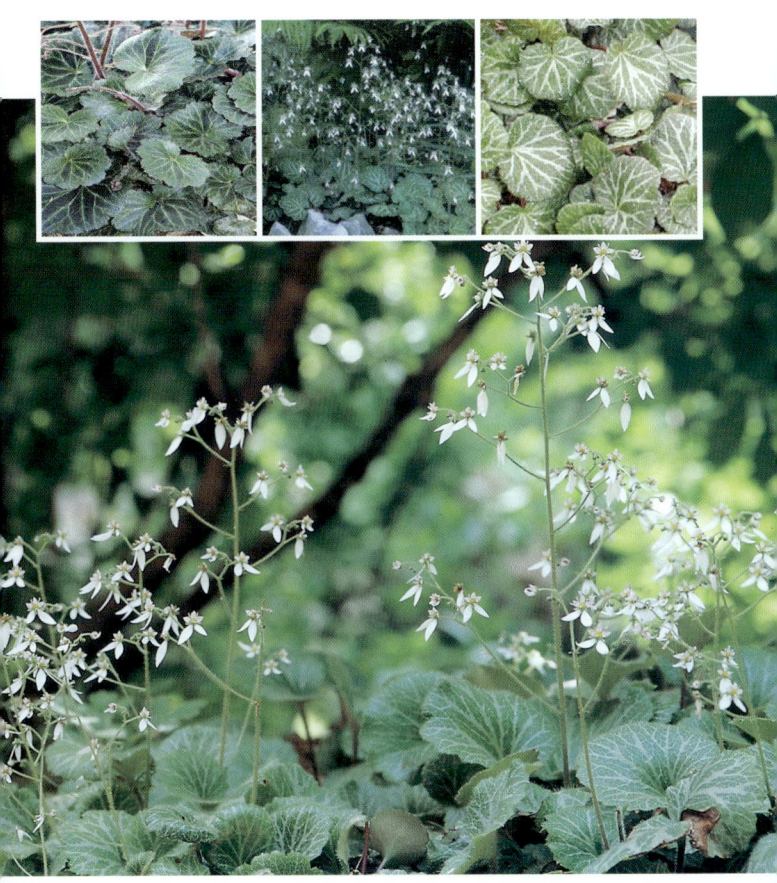

곤달비

언뜻 보면 곰취와 비슷하게 생겨서 구분이 잘 가지 않지만, 대체적으로 곰취보다 크기가 작고 잎이 반들거리며 윤기가 난다. 그리고 줄기를 보면 곰취는 갈색 줄무늬가 있는 반면에 곤달비는 줄무늬가 없는 게 특징이다. 곤달비는 곰취보다는 연한 향과 맛을 지니고 있으며 향긋한 향이 좋아 쌈으로 싸 먹을 수 있고, 장아찌나 김치로도 만들어 먹을 수 있다.

- 채취시기   4~5월.
- 채취장소   깊은 산의 습한 곳.
- 잎모양   심장형, 길이 24cm, 폭 20cm.
- 생태   다년생풀.   • 분포   전국.

- 이용부위   어린잎.
- 이용방법   쌈 · 무침 · 묵나물 · 김치 · 장아찌 등.

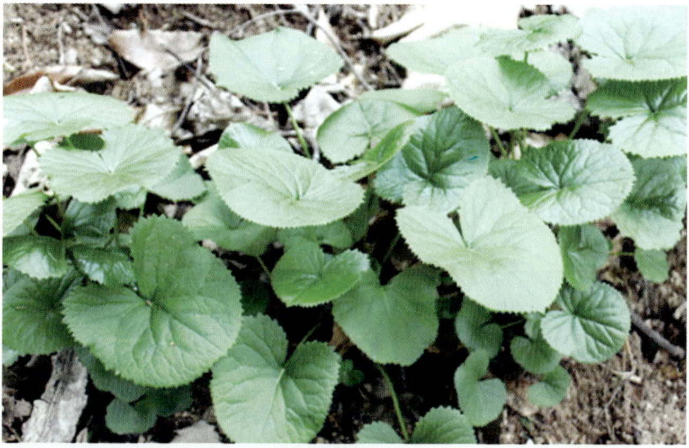

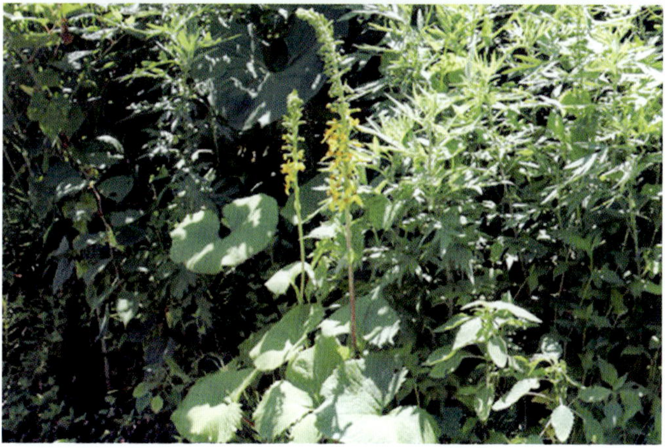

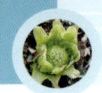

머위

들판에 봄이 왔음을 알리는 산채 가운데 하나이다. 이른 봄에 잎보다 먼저 꽃줄기가 자라는데, 꽃 이삭은 커다란 포로 싸여 있다. 꽃이 진 후 자라는 잎과 줄기는 나물로 식용한다. 약간 쌉쓰레한 맛과 향으로 봄에 나는 머위꽃 대의 꽃봉오리를 비틀어 딴다. 어린것일수록 쓴맛이 없다. 구워서 된장에 찍어 먹으면 최고다. 잎은 공중에 떠 있다. 습지나 물가의 나무 그늘에서 자란 기다란 것이 부드러워서 좋다. 햇빛을 받는 쪽의 잎은 딱딱하다.

- **채취시기** 3~4월(꽃봉오리), 5~8월(잎).
- **채취장소** 산지의 제방이나 초원, 산길.
- **잎모양** 심장형, 지름 15~30cm.
- **생태** 다년생풀, 자웅이수.   • **분포** 전국.

- 이용부위 잎, 줄기, 꽃봉오리.
- 이용방법 튀김 · 무침 · 조림 · 장아찌 등.

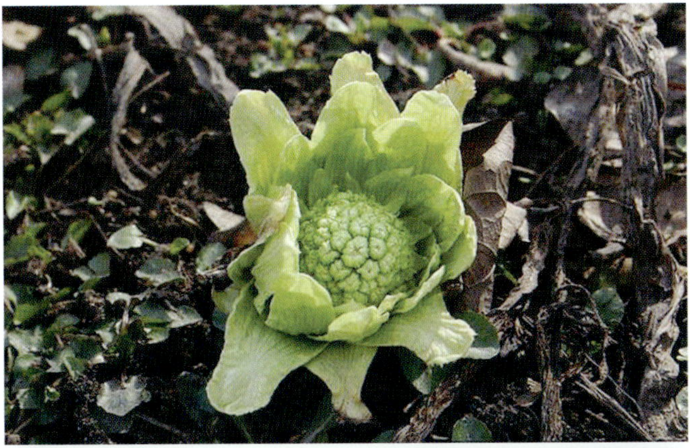

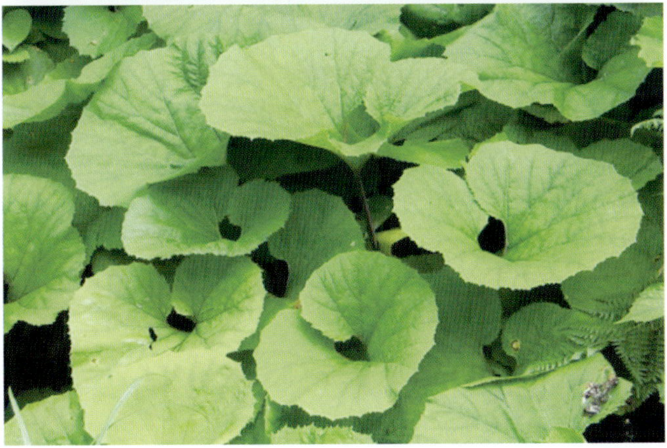

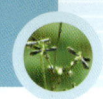

멸가치 _ 개머위

응달의 다소 습기가 있는 곳에서 자란다. 줄기는 곧게 서고, 짧은 뿌리줄기에서 1대의 원줄기가 나와 50~100cm로 자라고 가지가 갈라진다. 어린잎은 데쳐 나물로 식용하고, 민간에서는 전초를 진정제·이뇨제 등의 약으로 쓴다. 멸가치는 작은 방망이 같은 열매에 끈적끈적한 돌기가 나 있어서 사람들의 바지자락이나 짐승의 다리에 붙어 영역을 넓힌다. 그래서 숲이 우거진 등산로를 따라 흔히 볼 수 있는 풀이다.

- **채취시기**   4~7월.
- **채취장소**   숲속 음지.
- **잎모양**   삼각상 심장형, 길이 7~13cm, 폭 11~22cm.
- **생태**   1년생풀. • **분포**   전국.

- 이용부위   어린잎.
- 이용방법   데친 후 무침.

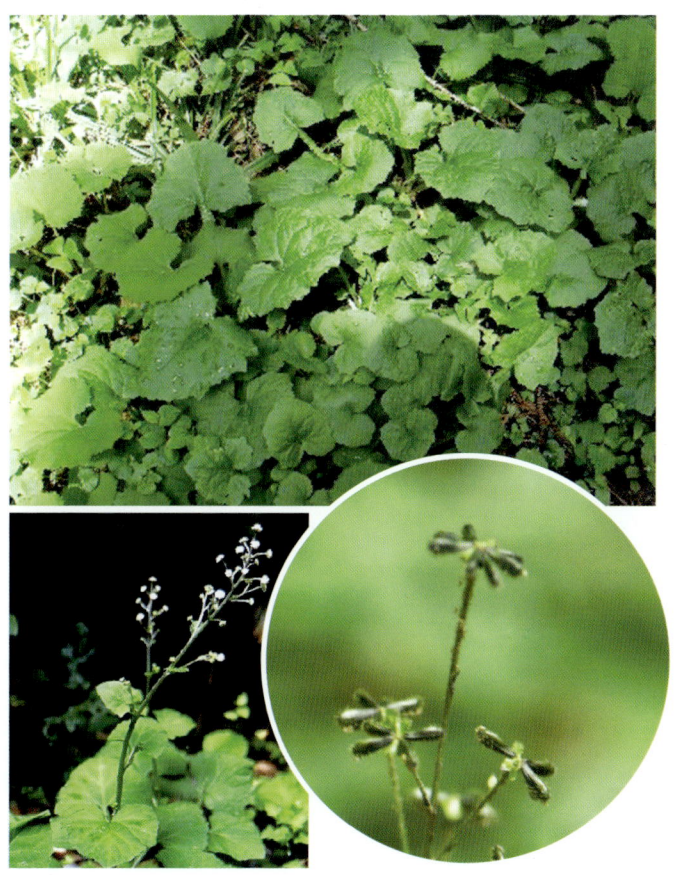

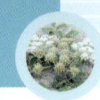

갯방풍

미나리과 특유의 향이 있으며, 생선회에 곁들이는 야채로 많이 사용되었다. 해안의 모래에 덮여 자라고 있는데, 두껍고 윤이 나는 잎을 모래사장에 퍼뜨리고 있다. 꽃이 피기 전의 부드러운 잎이나 어린 싹을 모래 속에 묻혀 있는 줄기 부분에서부터 채취한다. 땅 위에 나와 있는 줄기는 빨갛고, 모래에 묻혀 있는 부분은 하얗다. 데친 후 물에 헹궈서 요리한다.

- 채취시기　3~6월.
- 채취장소　해안의 모래 땅.
- 잎모양　깃털 모양, 겹잎이 2회 3개씩 나온다.
- 생태　다년생풀.　• 분포　남해안.

- 이용부위　어린 싹.
- 이용방법　데친 후 무침.

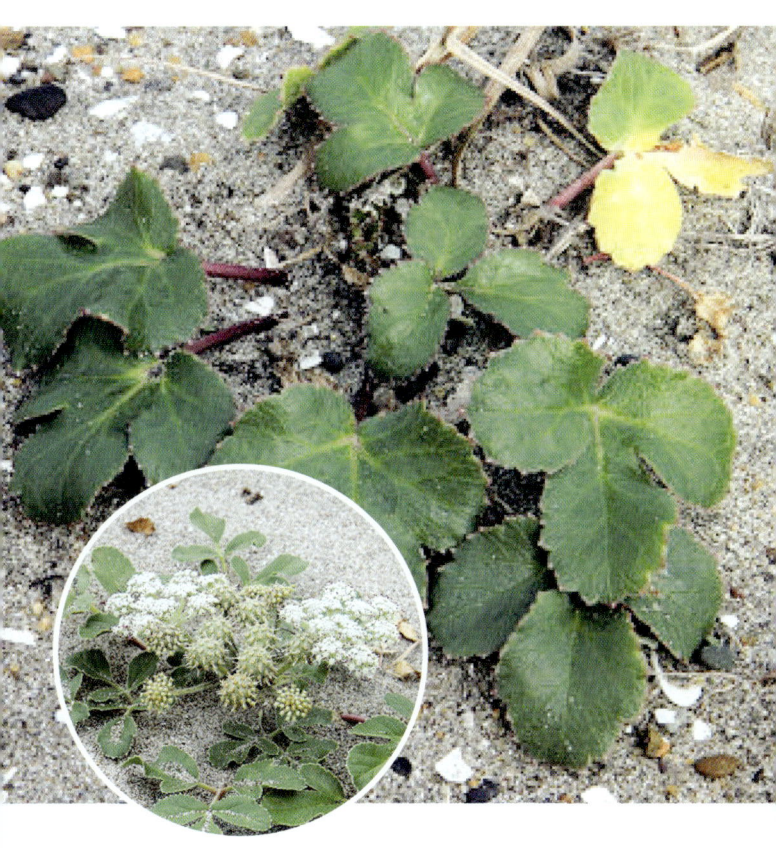

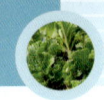

갯무

무가 야생화한 것으로, 뿌리가 무보다 가늘고 딱딱하며 잎도 더 작다. 무와 비교하면 매운맛과 향이 강하고 야생미가 있다. 잎과 뿌리가 아삭아삭 씹히는 맛이 있다. 방사형으로 넓은 잎을 다발로 묶어서 뿌리째 잡아 뽑는다. 밭에서 자라는 무와 마찬가지로 꽃줄기가 서면 잎이 단단해지고, 뿌리에 바람이 든다.

- 채취시기   11~3월.
- 채취장소   해안의 모래 땅.
- 잎모양   깃털 모양.
- 생태   2년생풀.   • 분포   남해안.

- 이용부위   어린잎, 뿌리.
- 이용방법   데친 후 무침 · 겉절이 · 나물밥.

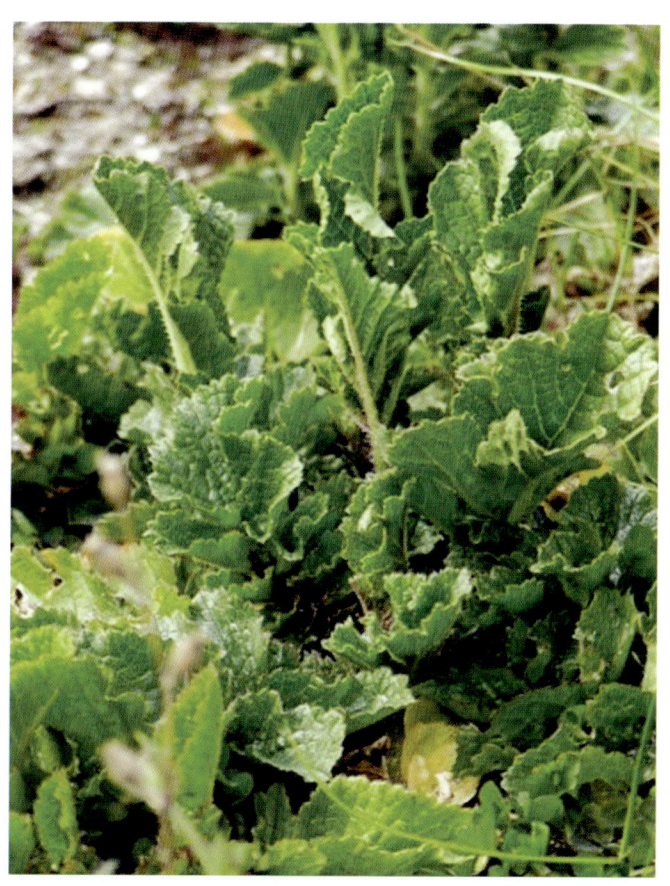

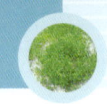

수송나물

수송나물은 제주도와 한반도 서해안에 분포하고, 일본·중국·러시아에도 분포한다. 바닷가 갯벌이나 모래땅 등의 소금기 있는 곳에서 자라는 한해살이풀이다. 해조류인 톳과 모양이 비슷하다. 물보라가 닿을 정도의 모래사장에까지 자라나며, 뿌리 밑동에서부터 가지를 내어 소나무잎 같은 줄기 잎을 퍼뜨린다. 부드러운 줄기 잎을 딴다. 살짝 데쳐서 무쳐 먹으면 쓴맛과 사각사각 씹히는 맛을 즐길 수 있다.

- 채취시기   3~6월.
- 채취장소   해안의 모래 땅.
- 잎모양   두꺼운 바늘 모양.
- 생태   다년생풀.   • 분포   제주도·서해안.

- 이용부위   어린잎, 줄기.
- 이용방법   데친 후 무침.

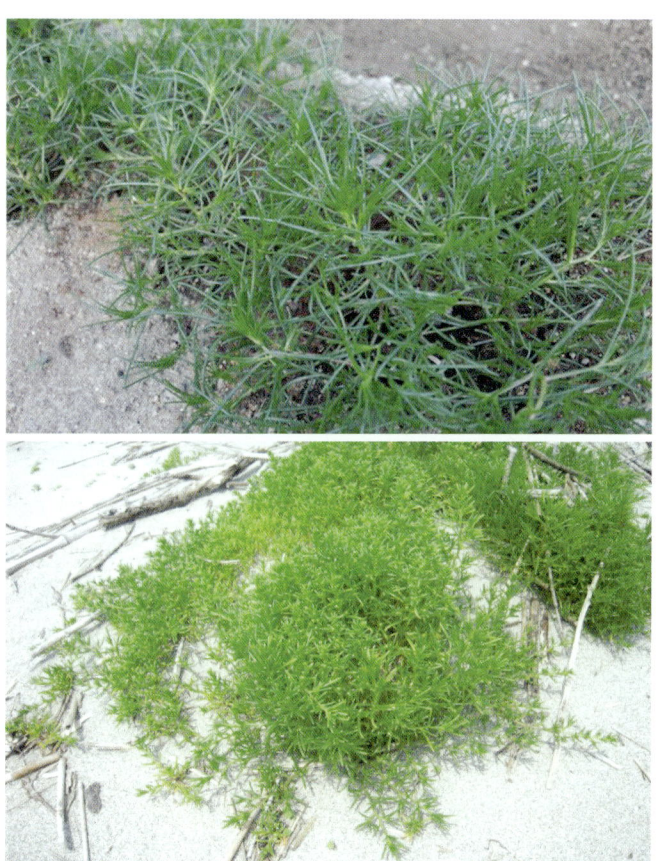

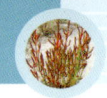

함초

맛이 몹시 짜서 염초(鹽草)라 부르기도 하며, 희귀하고 신령스런 풀로 여겨 신초(神草)라고도 한다. 봄부터 여름까지 줄기와 가지가 녹색이다가, 가을이 되면 진한 빨강으로 물든다. 함초는 육지에서 자라지만, 바닷물 속의 모든 미네랄을 농축해 함유하고 있다. 소금기가 많은 흙일수록 잘 자라면서도 바닷물에 잠기면 죽는다. 살짝 데쳐서 나물로 무쳐 먹거나 차로 달여 마신다. 또는 가루를 내어 물에 타 마시거나 각종 요리에 첨가해 먹기도 한다.

- **채취시기** 연중.
- **채취장소** 해안의 염습지.
- **잎모양** 쐐기 모양.
- **생태** 다년생풀.   • **분포** 남해안, 서해안.

- 이용부위 어린잎, 줄기.
- 이용방법 데친 후 무침 · 차 · 양념 등.

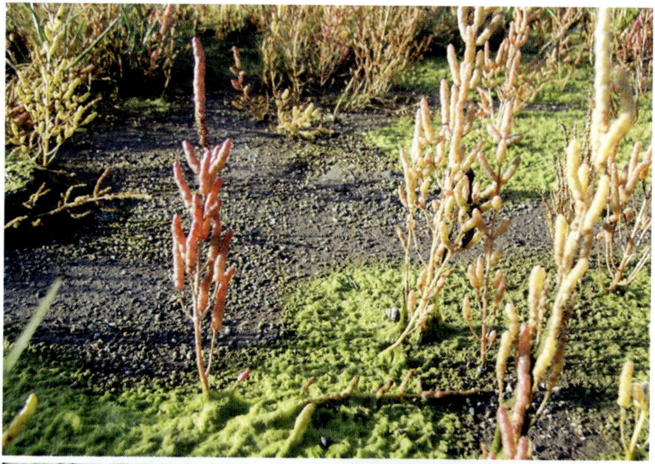

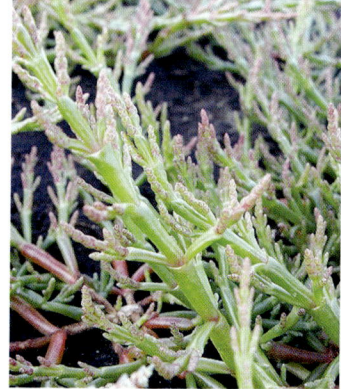
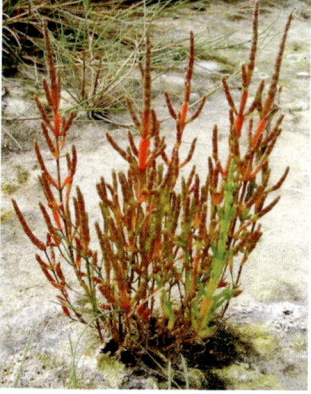

고추나무

산 속 개울가나 잡목림을 따라가면 발견할 수 있다. 잘 갈라진, 3장씩 난 잎을 보면 찾을 수 있는데, 꽃이 피어 있으면 더욱 찾기 쉽다. 꽃은 길이가 8mm 정도밖에 안 되며 하얗다. 아래로 드리우며 어린 가지 끝에 많이 핀다. 잎이 다 자라지 않은 싹이나 어린 꽃을 부드러운 줄기째로 딴다. 길게 뻗은 줄기는 딱딱하다. 쓴맛이나 냄새가 없고, 맛이 좋으며 먹기 쉽다. 진딧물이 있는 경우가 많으므로, 요리를 하기 전에 확인한다.

- **채취시기** 4~6월.
- **채취장소** 산기슭, 골짜기.
- **잎모양** 긴 타원형, 3장의 겹잎.
- **생태** 낙엽성 관목. • **분포** 전국.

- **이용부위** 잎 싹과 꽃 싹.
- **이용방법** 데친 후 무침·튀김·나물밥 등.

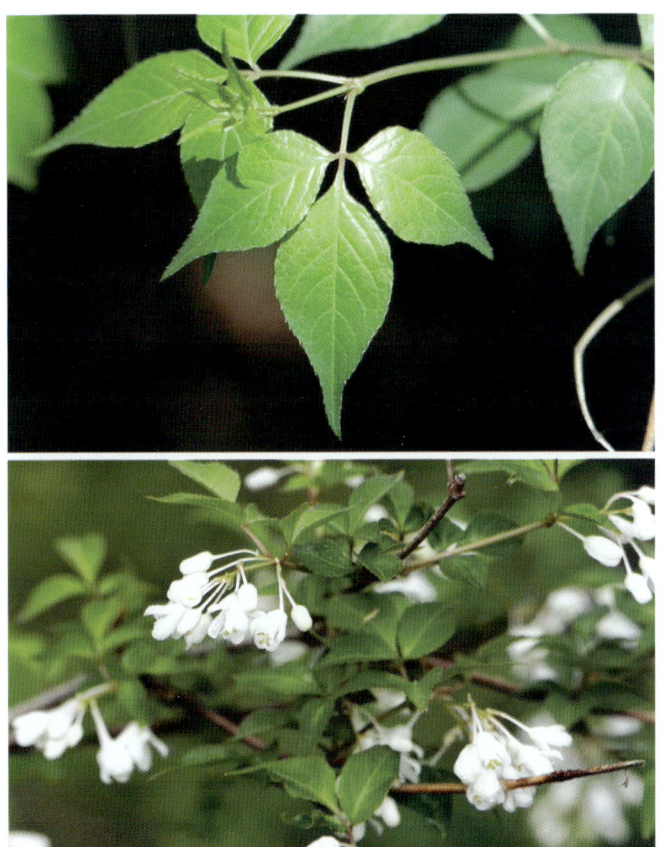

구기자

혈압을 안정시키고, 강장에 좋은 약초로 유명하다. 뿌리 밑동에서 줄기가 몇 개나 나며, 가지를 활 모양으로 드리우며 뻗는다. 기세 좋게 뻗은 줄기 끝의 부드러운 부분에 난 어린싹을 뜯어 낸다. 날것인 경우는 냄새가 나지만, 데치면 향이 좋아진다. 구기자 밥은 어린싹을 소금물에 담가 두었다가 잘게 썰어 소금 맛으로 간을 한 밥에 섞는다. 붉게 익은 열매는 3개월 정도 초에 절여서 약용주로 사용한다.

- **채취시기** 4~5월(어린싹), 여름(자란 잎), 10~12월(열매).
- **채취장소** 산지의 물가나 둑. • **잎모양** 피침형.
- **생태** 낙엽성 관목. • **분포** 전국.

- 이용부위 어린싹, 자란 잎, 열매.
- 이용방법 구기자 밥(어린싹) · 차(다 자란 잎) · 과실주(열매).

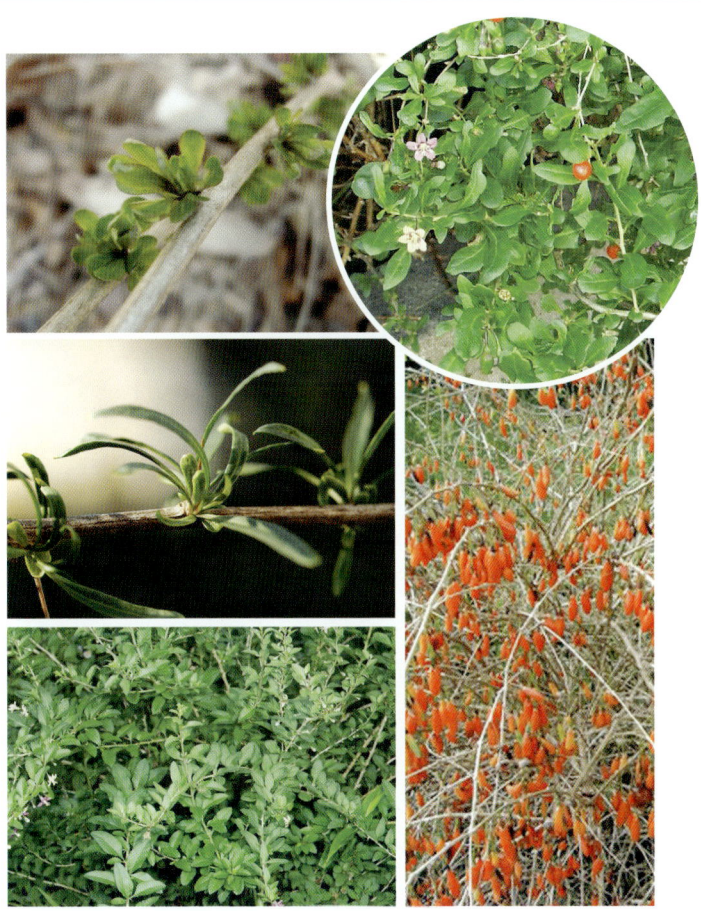

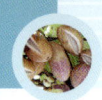

으름

가을의 잡목림에서 터지기 전후의 열매를 발견했다면 씨를 뱉어 가면서 젤리 상태의 하얀 알맹이를 먹어 본다. 단맛과 향이 퍼진다. 봄에는 10~15cm로 뻗은 어린싹을 자연스럽게 뚝 부러지는 부분까지 채취한 후 데치고 나서 요리한다. 쓴맛이 강할 때에는 데친 후에 물에 헹군다. 열매의 껍질과 어린싹의 쓴맛이 장점이며, 껍질은 간장 조림이 어울린다.

- **채취시기** 4~6월(어린 싹). 9~10월(열매).
- **채취장소** 산야의 잡목림.
- **잎모양** 5장의 소엽이 손 모양의 겹잎이 된다.
- **생태** 낙엽덩굴.   • **분포** 전국.

- 이용부위 어린 싹, 열매.
- 이용방법 무침(어린 싹)·생식(열매 속)·조림(열매껍질).

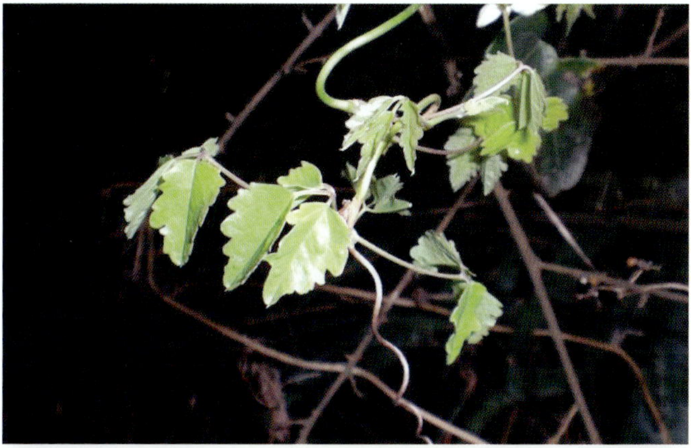

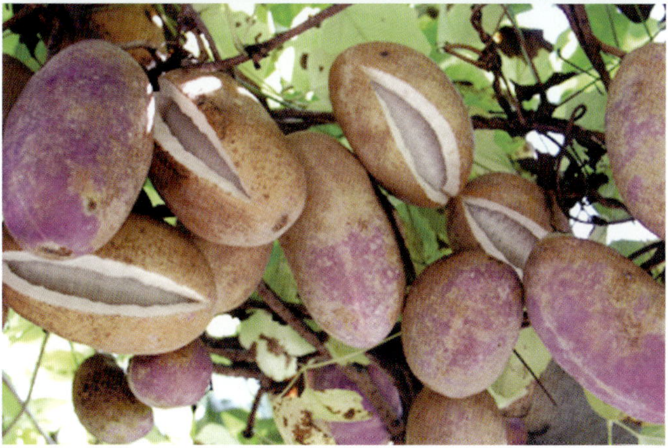

245

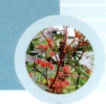

피마자 _ 아주까리

종자에서 짜낸 기름은 피마유 또는 피마자유라고 한다. 종자는 종기 초기, 옴, 버짐·악창·경부림프절염에 약효가 있는데, 짓찧어 환부에 붙인다. 피마자유는 한번에 15~30밀리리터씩 마시면 변비에 효력이 신속하나, 독성이 강하여 함부로 사용할 수 없다. 어린잎을 데쳐서 찬물에 헹구고 말렸다가 묵나물로 먹는다. 피마자잎은 음낭이 붓고 아픈 데, 가래가 있어 기침하는 데 효능이 있다.

- 채취시기   5~9월.
- 채취장소   인가 주변.
- 잎모양   단풍형, 지름 30~100cm.
- 생태   1년생풀.   • 분포   전국.

- 이용부위   어린잎.
- 이용방법   데친 후 묵나물.

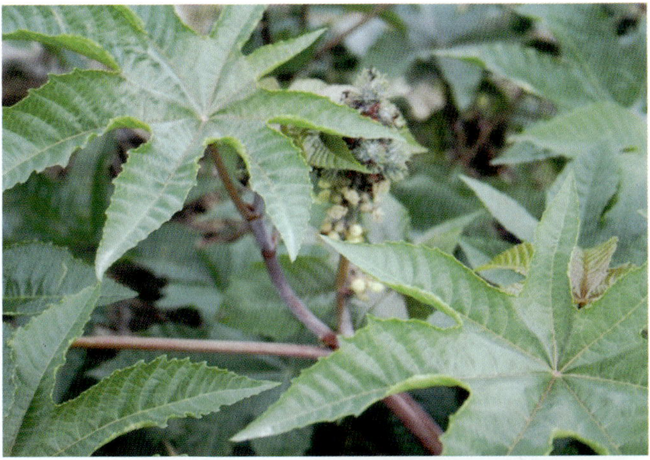

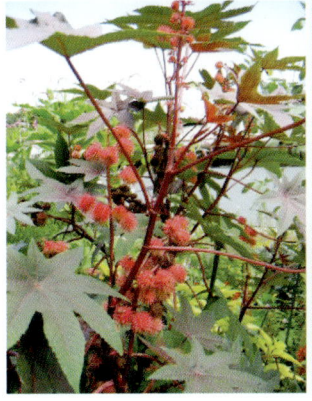
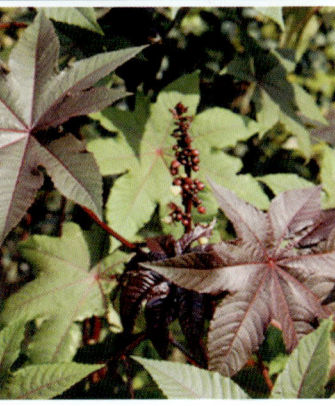

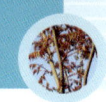

참죽나무

참죽나무는 중국이 원산지다. 높이 20m에 달하고 독특한 냄새가 난다. 줄기는 얕게 갈라지며 붉은색이고 가지는 굵고 적갈색이다. 참죽나무의 어린잎은 스님들이 최고로 치는 나물이라고 해서 진승목(眞僧木)이라고도 한다. 반면에 참죽나무와 잎모양이 아주 비슷한 가죽나무는 아주 쓴 맛이 나고, 심지어 나뭇잎의 뒷면에 선점이라고 하여 피부에 나는 사마귀처럼 볼록한 것이 있는데 이곳에서 누린내를 풍기고 있어 나물로 먹기엔 무리가 있다.

- **채취시기**   4~5월.
- **채취장소**   인가 주변.
- **잎모양**   긴 타원형, 길이 약 60cm(복엽), 8~15cm(소엽)
- **생태**   낙엽활엽교목.   • **분포**   전국.

- **이용부위**   어린잎.
- **이용방법**   데친 후 묵나물 · 장아찌 · 부각 · 조림 등

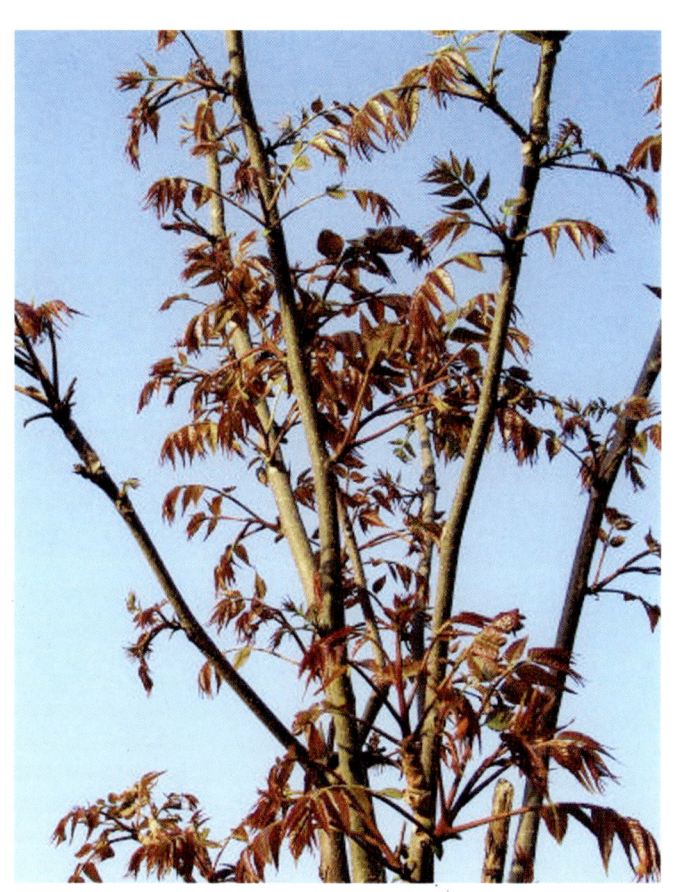

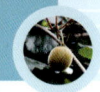

다래순

다래는 머루와 함께 대표적인 야생과일의 하나로서 전국의 깊은 산골짜기에서 자라는데, 손가락 굵기 정도의 둥근 열매로서 빛깔은 푸르고 단맛이 강하며 9~10월에 익는다. 다래순은 다래나무의 어린순을 말하는데, 나물로 먹는다. 어린순을 따서 끓는 물에 데친 후, 햇볕에 말렸다가 충분히 불려서 나물로 무쳐 먹는다. 다래순에는 식이섬유소가 풍부하여 변비를 예방하고, 봄에 먹는 다래순은 입맛을 회복시켜 준다.

- 채취시기   3~5월.
- 채취장소   깊은 산골짜기.
- 잎모양   난형 또는 타원형, 길이 6~12㎝.
- 생태   낙엽활엽교목.   • 분포   전국.

- 이용부위   어린잎.
- 이용방법   데친 후 묵나물.

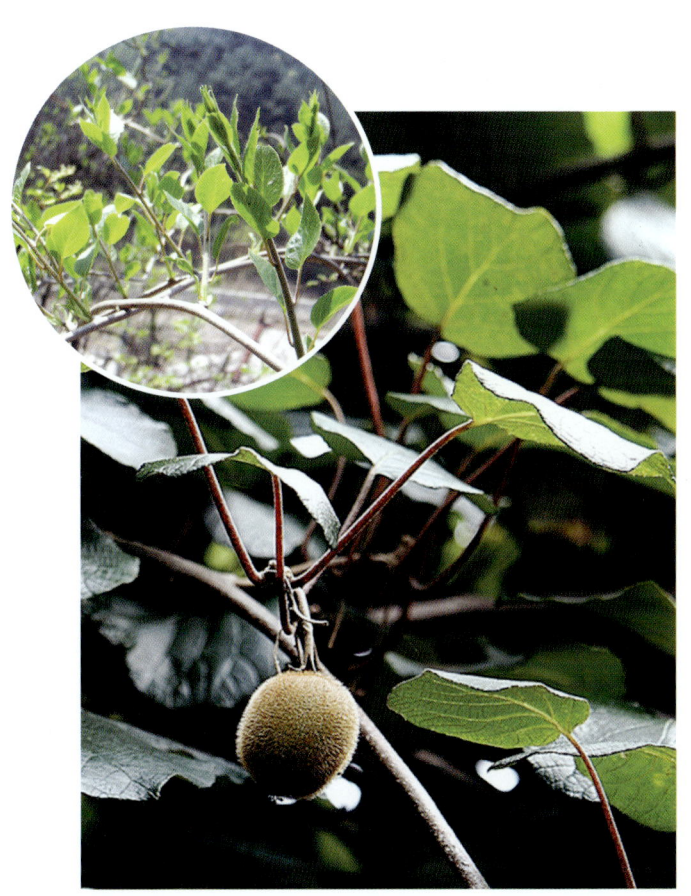

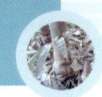

죽순

죽순은 대나무류의 땅속줄기에서 돋아나는 어리고 연한 싹이다. 성장한 대나무에서 볼 수 있는 형질을 다 갖추고 있다. 죽순은 떫은 맛이 많이 나므로, 먼저 겉껍질을 벗겨 내고 깨끗이 씻어서 30분 정도 삶은 후 용도에 맞게 썰어 사용한다. 시간이 지나면 딱딱해지고 쓴맛도 강해지므로 미리 조리를 해 두어야 한다.

- **채취시기**   연중.
- **채취장소**   산 경사면의 대나무밭.
- **잎모양**   긴 타원형의 피침형.
- **생태**   상록다년생목.   • **분포**   경기 이남.

- 이용부위   어린 싹.
- 이용방법   죽순밥 · 죽순채 · 죽순탕 · 죽순정과 등

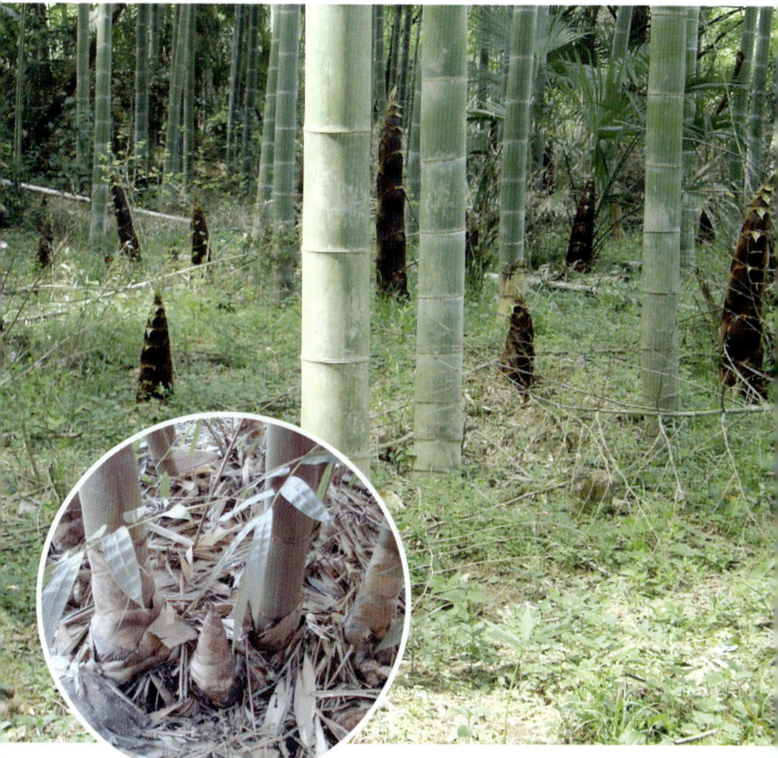

산나물 들나물
한국의 산나물

초판 1쇄 발행 2014년 11월 20일
초판 3쇄 발행 2018년 2월 10일

엮은곳 해동약초연구회 편
펴낸곳 아이템북스
디자인 김 영 숙
마케팅 최 용 현

출판등록 2001년 8월 7일
등록번호 제2-3387호
주　　소 서울시 마포구 서교동 444-15

※ 잘못된 책은 바꿔 드립니다.